図解入門
How-nual
Visual Guide Book

よくわかる
最新 抗菌薬の
基本と仕組み

「はじめて」でもよくわかる抗菌薬入門

[第2版]

深井 良祐・中尾 隆明 著

秀和システム

抗菌薬の考え方には法則がある

　薬を学ぼうとするとき、最も挫折する人の多い分野が「抗菌薬」であるといえます。その理由は単純に薬の数と種類が膨大だからです。

　それだけではありません。感染症を引き起こしている原因微生物も無数に存在します。そのことから、どの抗菌薬を使用すればよいのかわからない状態に陥りやすいのです。

　それを象徴するかのように、「あらゆる細菌をカバーする抗菌薬」が多用されています。1つの薬が様々な細菌を殺すため、原因菌を特定せず、抗菌薬の性質を理解していなくても、感染症が治る確率は高いといえます。

　当然ながらこのような状況は好ましくありません。使い勝手のよい薬が開発されたからといっても、何も考えずに薬を使用してよいわけではないのです。

　そうはいっても、微生物や抗菌薬を学ぶときは知識の押し付けになってしまうことがほとんどです。

　例えば、教科書では「ペニシリンGは黄色ブドウ球菌や化膿レンサ球菌などのグラム陽性菌をカバーし……」などと書かれています。

　これではやる気が起こりませんし、頭に残ることもありません。

　本書は、一般の生活者の方々が抗菌薬のエッセンスを理解していただけるように記述しています。さらに、研修医や看護師、薬剤師を目指している方々にも、臨床現場において重要な抗菌薬を理解していただけるように記述しています。

抗菌薬は、前述のとおり種類が多いことから、一見すると複雑に見えてしまいます。しかし、抗菌薬の考え方には一定の法則があります。

　本書において、抗菌薬の法則や性質を整理することができれば、抗菌薬を理解することは難しくありません。このことが、重要な抗菌薬はもとより、他の多くの抗菌薬の理解にも役立ちます。

　一方、病気を引き起こす病原菌も無数に存在します。しかし、これらをすべて理解するのは現実的ではありません。本書において、感染症で頻繁に問題となる重要な細菌とそれらに有効な抗菌薬を理解しましょう。

　本書は抗菌薬を知識ゼロの状態から学ぶことを想定しています。専門用語を用いる場合は説明を加え、スムーズに理解できるように配慮しました。また、文字情報だけで伝えるには限界があるため、図解を多用することで視覚からイメージできるようにしています。

　本書を、より専門的な内容を学ぶための最初のステップとして活用してください。本書のあとに専門書を読めば、その理解度は格段に進んでいるはずです。多くの方が抗菌薬のハードルを乗り越え、興味を持って学んでいただくためのきっかけになることを願っています。

　本書では、新型コロナウイルス感染症（COVID-19）が2019年12月頃から流行しはじめ、あっという間に全世界に衝撃を与えた今日、抗菌薬についての知識に加え、細菌やウイルスの特徴、抗ウイルス薬、感染対策などの知識を習得できるように加筆いたしました。

　2020年8月　　　　　　　　　　　　　　　　　　　　深井　良祐

本書の特長

　本書は、抗菌薬（および抗ウイルス薬、以下同）のエッセンスを正しく理解していただくことを目的としています。

　抗菌薬の種類は膨大な数に及びます。また、感染症の原因となる微生物も無数に存在します。このことが、抗菌薬を理解しようとする人が途中で挫折してしまう理由の１つとなっています。

　本書の特長を活かしていただき、抗菌薬の確かな知識を身に付けましょう。

◉感染症の基礎や病原微生物の特徴が理解できる

　微生物の性質を理解することで、感染症を防ぐための具体的な方法が理解できます。細菌やウイルスの性質を理解することで、病気を引き起こしている原因の特定や感染症の防止策を講じることができるようになります。

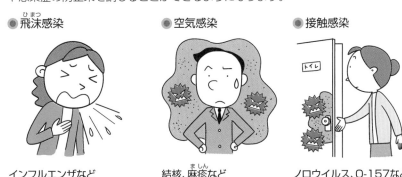

●飛沫感染

インフルエンザなど

●空気感染

結核、麻疹など

●接触感染

ノロウイルス、O-157など

◉抗菌薬の働きが理解できる

　ペニシリンの歴史や作用メカニズムを学ぶことで、抗菌薬がどのように働くのかを理解できます。薬を学ぶときの重要な考え方を、ポイントを押さえて理解できます。

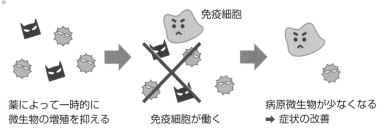

免疫細胞

薬によって一時的に
微生物の増殖を抑える

免疫細胞が働く

病原微生物が少なくなる
➡ 症状の改善

◉抗菌薬による治療が理解できる

耐性菌は抗菌薬に対して耐性のある細菌です。副作用を抑制しつつも、耐性菌の蔓延を防ぐために必要な知識や考え方を理解できます。

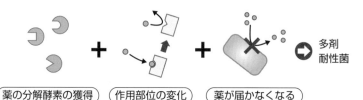

薬の分解酵素の獲得　作用部位の変化　薬が届かなくなる

多剤
耐性菌

◉抗菌薬の適正な使用が理解できる

間違った用法用量で抗菌薬を投与すると、耐性菌の出現や副作用のリスクが高まります。抗菌薬の作用を最大限に発揮させるために必要な方法と考え方が理解できます。

適切な臓器に薬が分布しているか

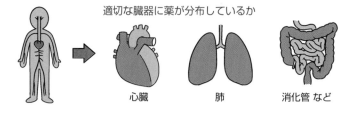

心臓　　　　　肺　　　　消化管 など

◉感染症で問題となる病原微生物を理解できる

感染症を理解するうえで重要な病原微生物をピックアップします。感染症で問題となる病原微生物を優先的に学ぶことが、理解するための近道です。

◉抗菌薬の種類と内服薬が理解できる

抗菌薬はそれぞれに明確な特徴があります。抗菌薬の性質や薬の扱い方、注意点が理解できます。

◉必読！「ポイントアドバイス」

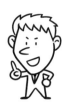

医学生や研修医の方々が的確に抗菌薬を理解していただくためのポイントを随所で紹介しました。また、看護師の方々にも参考となる内容を含んでいます。

本書の使い方

●本書の構成

　本書は、感染症の基礎（第1章）、細菌とウイルスの特徴（第2章）、抗菌薬の仕組み（第3章）、耐性菌（第4章）、抗菌薬の使用（第5章）、病原微生物（第6章）、抗菌薬の種類（第7章）を主要なテーマとして、抗菌薬の性質や法則に焦点を当てています。

　各章で解説するテーマは、見開きによる読み切りで構成され、興味のあるテーマを拾い読みすることもできます。また、図解によって視覚からもイメージできるように工夫されています。抗菌薬だけでなく、細菌やウイルス、抗ウイルス薬についても学べます。

●効果的な学習方法

　本書は、読者の知識に応じた、目的指向型の構成になっています。本書を活用した様々な学習法を以下に紹介します。

[学習法❶]　ともかく抗菌薬の基礎を知る

　第1章（感染症の基礎）、第2章（細菌とウイルスの特徴を知る）、第3章（抗菌薬・抗ウイルス薬を理解するポイント）を読んでみましょう。

　抗菌薬の基礎を正しく理解することは、ステップアップを実現するうえで大切です。ここでしっかり学習しましょう。

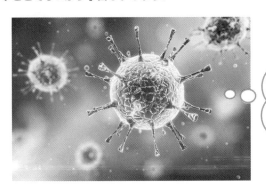

ウイルス粒子は球状または多面体構造を有している。

[学習法❷]　抗菌薬の作用機序を知る

　第3章（抗菌薬・抗ウイルス薬を理解するポイント）を読んでみましょう。

　作用機序の基本的な知識を習得してください。

［学習法❸］　耐性菌について知る

　第4章（抗菌薬・抗ウイルス薬による治療）を読んでみましょう。

　抗菌薬を理解するうえで耐性菌の存在は重要です。耐性菌の発生メカニズム、耐性菌が増える理由、耐性菌の出現を防ぐ方法などを理解しましょう。

［学習法❹］　抗菌薬の適切な使用法を知る

　第5章（抗菌薬の適正な使用）を読んでみましょう。

　抗菌薬の適正使用には、2つのポイントがあります。それは「薬が体内にどれだけ存在しているか」「薬がどれだけ感染部位で作用しているか」です。これらの指針から、薬がどれだけ作用しているかを正しく判断することが重要です。

［学習法❺］　感染症を発症させる微生物を知る

　第6章（生活の中に潜む病原微生物）を読んでみましょう。

　感染症の原因となる病原微生物は無数にあります。これらをすべて理解することは困難です。

　第6章では、感染症で特に問題となる微生物にフォーカスして理解しましょう。

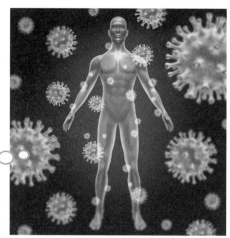

抗菌薬は細菌の増殖を止める働きがある。

［学習法❻］　重要な抗菌薬を知る

　第7章（抗菌薬・抗ウイルス薬の種類と内服薬）を読んでみましょう。

　抗菌薬は重要な箇所から理解することが必要です。抗菌薬の種類は多く、その特徴をいきなり個別に覚えようとしても挫折してしまいます。抗菌薬の特徴について、その概要を的確に理解することが必要です。

抗菌薬を理解するためのステップ

本書による段階的な学習によって、徐々にステップアップしましょう。

 Step 1 感染症と病原微生物の基礎がわかる

- 第1章（感染症の基礎）
- 第2章（細菌とウイルスの特徴を知る）

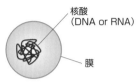

核酸
（DNA or RNA）

膜

 Step 2 抗菌薬の仕組みがわかる

- 第3章（抗菌薬・抗ウイルス薬を理解する
  ポイント）

細菌だけを
殺す色素が
あるのでは！

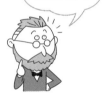

 Step 3 抗菌薬による適正な使用がわかる

- 第4章（抗菌薬・抗ウイルス薬による治療）
- 第5章（抗菌薬の適正な使用）

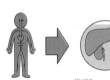

素早く代謝・排泄される
＝薬の作用小

 Step 4 重要な抗菌薬がわかる

- 第6章（生活の中に潜む病原微生物）
- 第7章（抗菌薬・抗ウイルス薬の種類と内服薬）

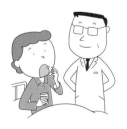

目次

第1章　感染症の基礎

第2章　細菌とウイルスの特徴を知る

第3章　抗菌薬・抗ウイルス薬を理解するポイント

第 4 章　抗菌薬・抗ウイルス薬による治療

第 5 章　抗菌薬の適正な使用

第 6 章　　生活の中に潜む病原微生物

第 7 章　　抗菌薬・抗ウイルス薬の種類と内服薬

感染症の基礎

微生物の性質を理解すれば、感染症を防ぐための具体的な方法がわかります。そこから、「風邪に抗菌薬が無効である理由」「食中毒の適切な対処法」「消毒薬を扱って感染症を予防するには」まで考えられるようになります。

本章では、感染症を引き起こす病原微生物や抗菌薬・抗ウイルス薬の概念など、感染症を学ぶために必須となる基礎知識を歴史まで含めて解説していきます。

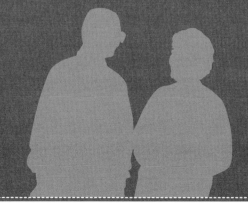

図解入門
How-nual

感染症の歴史

過去の歴史を見れば、感染症と微生物の関係がわかってきます。

POINT
- 過去から現在にかけて、感染症は大きな問題となっている。
- 微生物の発見から感染症の研究が始まる。

多くの死者を出す感染症

人類の歴史は細菌やウイルスとの戦いでもあります。紀元前では、エジプトのミイラから天然痘の痕跡が見付かっています。また、14世紀には黒死病と呼ばれるペストが流行し、このときはヨーロッパで全人口の3割に当たる人が死亡したといわれています。現在でも感染症は問題になりやすく、2019年末よりCOVID-19(新型コロナウイルス感染症)が世界的に流行しています。ほかにも、エイズとマラリア、結核の三大感染症などが猛威をふるっています。

細菌の発見

1674年、オランダの科学者**レーウェンフック**によって細菌が発見されました。世界で初めて顕微鏡を使い、水中で動き回る微生物を観察したのです。ここから、細菌の研究がスタートしました。

微生物と感染症の関係が証明されたのは、「近代細菌学の開祖」といわれるパスツールとコッホの功績によります。

パスツールは「腐敗が起こるのは微生物が存在するためである」ことを発見した人物です。そこから、牛乳やワインなどの腐敗を防ぐため、低温での殺菌法を開発しました。さらに、弱らせた微生物を接種して病気を予防するワクチンを開発し、**予防接種**という考え方を導入したことでも知られています。

同じ時代にいたコッホは「感染症は病原菌によって起こる」ことを発見した人物です。細菌の純粋培養という方法を確立し、特定の細菌だけを増やす手法を開発しました。このときの基礎や道具は現在でも使われています。

微生物が発見されるまで、何が感染症を引き起こすのかわかりませんでした。しかし、原因が特定されてからは、その対策を行えるようになりました。

人類を脅かしてきた感染症

感染症	時代
天然痘（ウイルス）	紀元前　エジプトのミイラに天然痘の痕跡が見られる 1980年　WHOが天然痘の世界根絶宣言
ペスト（細菌）	14世紀　ヨーロッパで「黒死病」が大流行
新型インフルエンザ（ウイルス） ▼ワクチン 	1918年〜　スペインかぜが大流行 　　　　　世界で4000万人以上が死亡したと推定 1957年〜　アジアかぜの大流行 　　　　　世界で200万人以上の死亡と推定 1968年〜　香港かぜの大流行 　　　　　世界で100万人以上の死亡と推定
COVID-19（ウイルス）	2019年〜　COVID-19（新型コロナウイルス感染症） 　　　　　の世界的流行

低温殺菌法

低温殺菌牛乳の場合
⬇
摂氏65℃で30分加熱

近代細菌学の開祖

▼アントニ・ファン・レーウェンフック

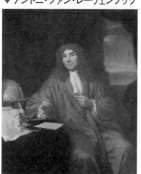

（Jan Verkolje 作）

▼ロベルト・コッホ

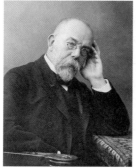

（写真：Wilhelm Fechner）

▼ルイ・パスツール

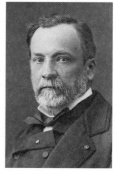

（写真：Pierre Lamy Petit）

1-2 微生物がヒトの体内に侵入する

微生物をゼロにすることはできません。その代わり、私たちには感染症にかからないための仕組みが備わっています。

Point
- ●ヒトは体内に腸内細菌を飼っている。
- ●腸内細菌が感染症を防いでいる。

周囲の環境は微生物だらけ

微生物は私たちの目に見えていないだけであり、そこら辺にたくさん存在します。物には必ず付着していますし、空気中に漂っていることもあります。どれだけ微生物に気を付けて生活したとしても、ゼロにすることはできません。息を吸ったり食事をとったりするとき、これらの微生物は外から侵入してきます。

ただ、微生物のすべてが体にとって悪い働きをするわけではありません。それどころか、私たちの体内には多くの微生物が住み着いています。特に腸内には100兆個以上もの微生物が存在します。そのため、排便をしたとき、その便の重量の約半分は腸内細菌やその死骸によるものといわれています。これらの細菌は腸に住み着く代わりに、ビタミンを生成してヒトに提供するなど、互いに共存関係にあります。

簡単には病気を発症しない理由

病気を引き起こす微生物が体内に侵入することもありますが、私たちは簡単には感染症を発症しません。これには、先に述べた腸内細菌が関わっています。

すでに住み着いている細菌にとって、宿主である私たちヒトが病気になってしまうのは不都合です。自分たちの住んでいる環境が悪化するからです。そこで、腸内細菌は体に悪さをする細菌が増殖しすぎないように監視します。

そのため、病原微生物が体内に侵入してきても、すぐには感染症を発症しません。逆にいえば、「腸内細菌のバランスが崩れると、感染症を発症しやすくなる」ということでもあります。

医薬品の中には、整腸剤として腸内細菌そのものを補う薬があります。これは、よい働きをする細菌を増やすことが目的で、悪さをする細菌を抑えることができます。

腸内細菌が消化を助ける

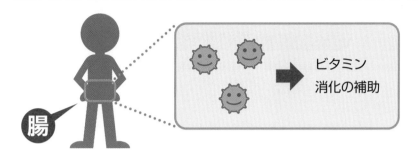

腸

ビタミン
消化の補助

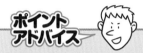
**ポイント
アドバイス**

抗菌薬の使用の適否を見極める

感染症では、抗菌薬の使用を見極める必要
があります。風邪で受診した患者への抗菌
薬の投与は不適切です。効果がないばかり
か、副作用リスクが高まります。食中毒の
場合も同様に、抗菌薬投与に疑問が持たれ
ています。薬を使用しないことを考慮しな
がら、感染症に対応する必要があります。

▼愛・地球博のコーカサス共同館で販売されていたヨーグルト

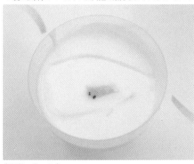

(写真：Gnsin)

善玉菌による悪玉菌の抑制

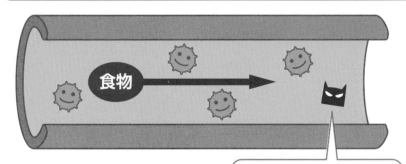

食物

善玉菌がたくさんいるから
悪玉菌は悪さができない

病気をもたらす微生物

病気を引き起こす病原微生物について、大まかに理解しておきましょう。

Point
- 感染症を引き起こす病原微生物には種類がある。
- 病原微生物の分類は「大きさ」による。

病気を引き起こす微生物たち

腸内細菌は消化を助けたり、栄養を供給したりします。私たちが生きていくために細菌は欠かせない存在なのです。ただ、中には病気をもたらす微生物がいます。これを**病原微生物**といいます。

病原微生物としては、細菌やウイルス、真菌、原虫などが知られています。例えば、結核やコレラは細菌によって発症します。一方、インフルエンザはウイルスが原因です。水虫は真菌によって起こり、マラリアは原虫が原因です。このように、原因となる微生物によって発症する病気が異なります。

病原微生物の分類

病原微生物を分ける最も単純な考え方は「大きさ」です。微生物のサイズが小さいと、それだけ細胞内に入れることのできる情報は少なくなります。そのため、小さい微生物であるほど単純な構造になります。

微生物の大きさは「原虫＞真菌＞細菌＞ウイルス」の順番になっています。ウイルスが最も小さく、生物とはいえないくらい簡単な構造をしています。ウイルスは自分で増殖できず、他の細胞の力を借りなければ何もできません。

一方、ウイルスに比べてサイズが大きいぶんだけ、細菌は多くの情報を細胞内に入れることができます。これにより、細菌は増殖能力の獲得に成功しています。また、真菌や原虫ではヒトに似た細胞構成になっています。

このように、微生物が大きくなるほど、ヒトの細胞に近付いてより高度になっていきます。病原微生物のサイズによって増殖方法や特徴が大きく異なるため、その対策も変えなければいけません。

病原微生物の種類

ウイルス	細菌	真菌（カビなど）	原虫
インフルエンザ	結核	白癬症 （はくせん）	マラリア
麻疹	破傷風	カンジダ症	膣トリコモナス症 （ちつ）

病原微生物の大きさ

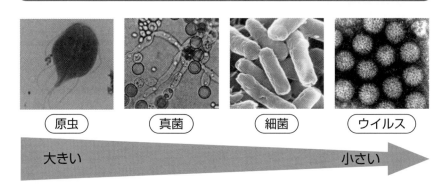

原虫　　真菌　　細菌　　ウイルス

大きい　　　　　　　　　　　　　　小さい

ウイルスの構造と性質

● ウイルスの構造

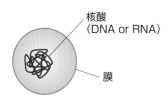

核酸
（DNA or RNA）

膜

自分自身で増殖できない

↓

他の細胞に寄生して増殖

● 細菌

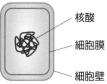

核酸

細胞膜

細胞壁

● 真菌

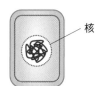

核

● ヒトの細胞

1-4 細菌感染とウイルス感染

同じ感染症であっても、細菌感染とウイルス感染にはそれぞれ特徴があります。

Point
- 細菌感染は症状が重く、自然に治るとは限らない。
- ウイルス感染は一般に症状が軽く、自然に治ることが多い。

細菌感染とウイルス感染の違い

感染症を引き起こしている原因が細菌かウイルスかによって、その対処法は異なります。一般的に、細菌感染症は症状が重くて、自然に治るとは限りません。入院を必要とすることが多く、適切な処置を行わなければいけません。細菌感染症は抗菌薬によって治療可能です。

一方、ウイルス感染症の症状は軽いケースが多く、自然に治ることのほうが多いことから、薬を必要としないこともあります。

例えば、風邪のほとんどはウイルスによるものです。単なる風邪であれば、薬を飲まなくても勝手に症状はよくなります。鼻水や咳、のどの痛みなどの風邪症状は放置しても自然に治るのです。もちろん、HIV（エイズ）のように、ウイルス感染症でも自然に治らないケースは存在します。

また、抗菌薬が効かないのもウイルスの特徴です。

ウイルス感染から細菌感染へ

熱が出たとき、細菌感染かウイルス感染かをどのように判断するのでしょうか。これは、実際にはとても難しいのです。症状や検査結果などから、総合的に判断するしかありません。しかも、ウイルス感染によって体が弱っている場合、途中で細菌感染症を発症することもあります。

ただ、熱や咳があるからといって、安易に抗菌薬を使用してはいけません。むやみに抗菌薬を使用すると、薬が効かなくなってしまったり、副作用が現れたりするからです。

ウイルスと細菌の違い

	ウイルス	細菌
増殖	ヒトの細胞中で増える。	勝手に増殖する。
重症度	軽い場合が多い。	重症の場合が多い。
経過	自然に治ることが多い。	自然に治らないことが多い。
核酸	DNAとRNAのどちらか。	DNAとRNAを両方持つ。
抗菌薬	効かない。	効く。

ウイルスの増殖過程

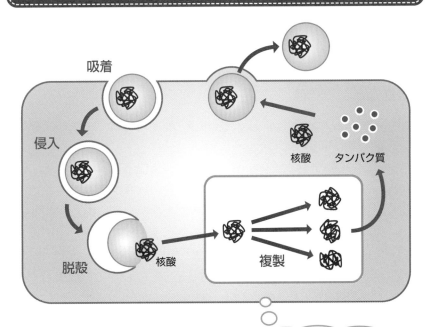

吸着

侵入

脱殻　核酸

核酸　タンパク質

複製

細胞に吸着したあと、
細胞内に侵入する。

1-5 感染症が増加している

かつて猛威をふるっていた感染症が、最近になって増え始めています。

POiNT
- 過去に制圧された感染症であっても、再流行することがある。
- 高齢化や薬の効かない菌の出現により、感染症患者は増えている。

感染症が再び注目されてきた

ワクチンによって感染症の予防が可能になり、抗菌薬の開発によって感染症の治療を行えるようになりました。その成果もあり、昔に比べて感染症による死者数は格段に少なくなりました。

しかし、感染症によっては最近になって再び患者数が多くなったものもあります。このように、「一時はほぼ制圧されていたが、何らかの要因によって再び流行するようになった感染症」を**再興感染症**といいます。再興感染症としては、結核やマラリアなどが挙げられます。

再び問題となる結核

結核は結核菌という細菌によって発症します。かつての日本では国民病と呼ばれるくらい患者数の多い疾患でした。

その後、BCGワクチンの接種や抗結核薬の開発により、死亡者数は減少していきました。

しかし、2017年に1万6789人の患者が報告されるなど、結核は現在でも日本の最大級の感染症です。人口に対する比率で見ると、欧米は人口10万対10以下の「低蔓延国」ですが、日本は13.3と「中蔓延国」です。この理由の1つに、一般の方だけでなく、医療従事者でさえも「結核への関心」が低下していることが挙げられます。結核患者の発見が遅れることがあり、集団感染の原因になっています。とはいえ、これは結核に限ったことではありません。国民一人ひとりの理解や関心が、感染症を予防するための第一歩なのです。

再興感染症の種類

疾患名	種類	感染経路
マラリア	原虫	ベクター感染（蚊が媒介）
ペスト	細菌	ネズミが媒介
ジフテリア	細菌	飛沫感染
結核	細菌	飛沫核感染（空気感染）
サルモネラ感染症	細菌	経口感染
コレラ	細菌	経口感染
狂犬病	ウイルス	哺乳類（犬、コウモリ）
デング熱	ウイルス	ベクター感染（蚊が媒介）

諸外国と日本の結核届出率

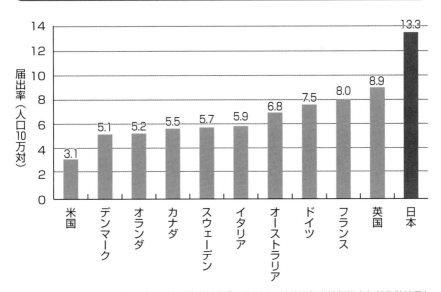

日本のデータは厚生労働省「平成29年 結核登録者情報調査年報集計結果」
諸外国のデータはWHO「Global Tuberculosis Report 2018」より

1-6 感染症のいろいろな病状・病態

病原微生物によって起こる主な感染症を理解しておきましょう。

POINT
- 風邪や食中毒、性感染症は細菌・ウイルスによって起こる。
- 水虫は真菌によって起こる。

細菌・ウイルスによる感染症

誰でも発症したことのある最も一般的な感染症は風邪です。毎年、冬になると流行するインフルエンザも有名です。風邪やインフルエンザはウイルスによって起こり、鼻やのどの粘膜に炎症を引き起こします。これが、発熱や咳などの症状を引き起こします。細菌によっても、風邪症状を生じることがあります。

ほかにも、細菌・ウイルスの感染症として食中毒が広く知られています。O-157やノロウイルスなどの名前を聞いたことがあると思います。多くは病原微生物に汚染された水や食品を摂取することで、下痢や嘔吐（おうと）などの食中毒症状が起こります。

性感染症も問題となりやすく、クラミジアやHIV（ヒト免疫不全ウイルス）などは有名です。クラミジアは国内で約100万人が感染しているといわれており、HIV感染者も増えています。感染しても性感染症は症状がすぐには現れない、という特徴があります。そのため、気が付かないうちにパートナーを感染させてしまうことがあります。

真菌による感染症

真菌感染症で最も有名なのは水虫です。水虫は**足白癬**（あしはくせん）とも呼ばれており、足に真菌が増殖することで起こります。皮膚に水虫がいるだけならまだしもですが、爪まで真菌によって侵されることがあります。これを**爪水虫**といいます。爪水虫を発症すると、治療が難しくなったり、長期間の治療が必要になったりします。

水虫を引き起こす菌を**白癬菌**（はくせん）といいますが、増殖する部位によって、いんきん（陰部）やしらくも（頭部）などの名称に変わります。これらをすべて含めて、**白癬**と呼んでいます。

病気を引き起こす微生物

風邪

4種類のコロナウイルス
(HcoV-229E、HcoV-OC43、HcoV-NL63、HcoV-HKU1)
ライノウイルス　など

※コロナウイルスには様々な種類があります。4種類は風邪の
　原因ですが、他の3種類はより重症になる可能性があります。

(重症急性呼吸器症候群（SARS）
(SARSコロナウイルス（SARS-CoV）

(中東呼吸器症候群（MERS）
(MERSコロナウイルス（MERS-CoV）

(新型コロナウイルス感染症（COVID-19）
(SARSコロナウイルス2（SARS-CoV2）

インフルエンザ

インフルエンザウイルス

食中毒

**サルモネラ
カンピロバクター
腸炎ビブリオ
大腸菌
ノロウイルス**

エイズ

HIV

クラミジア

クラミジア・トラコマチス

水虫、いんきん、しらくもなど

白癬菌

ノロウイルスの感染・増殖機構

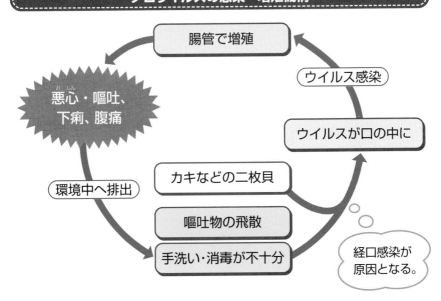

腸管で増殖

ウイルス感染

悪心・嘔吐、
下痢、腹痛

ウイルスが口の中に

環境中へ排出

カキなどの二枚貝

嘔吐物の飛散

手洗い・消毒が不十分

経口感染が
原因となる。

1-7 微生物の発育を阻害する微生物

微生物がつくり出す抗生物質は、様々な薬の開発に応用されています。

Point
- 微生物によってつくられる物質が、他の微生物を殺すことがある。
- 抗生物質とは、微生物によって合成された薬のことである。

カビや細菌が毒をつくり出す

自然界にはクラゲやクモなど、毒を持つ生き物が存在します。これは、自分を守るためであり、微生物も同じです。カビ（真菌）や細菌が「他の微生物を殺す物質」をつくっていることがあります。

カビにとって、自分の周りに他の細菌が増殖し始めるのは不都合です。そこで、毒をつくることで自分の住みやすい環境に整えるのです。

このように、他の微生物によって、微生物の発育が阻害されることがあります。このとき、カビや細菌などの微生物によってつくられる「他の微生物や細胞を殺す物質」を**抗生物質**といいます。

抗生物質の考え方

抗生物質は、特定の細菌に対して毒性を示すものでした。しかし、あるとき、これを感染症の治療に応用しようというアイデアが生まれました。

ただ、感染症を治すとき、ヒトにとっても毒ではいけません。「細菌にとっては毒であるが、ヒトには毒性を示さない物質」という条件が必要です。このような性質を示す物質が抗生物質なのです。この性質を**選択毒性**といい、特定の細菌に対してのみ選択的に毒性を与えます。

なお、抗生物質の中には、抗がん剤として応用されているものもあります。抗がん剤に使用される抗生物質は作用が強力であり、ヒトの細胞に対して強い毒性を示します。ただ、この場合も選択毒性の考え方が利用されています。がん細胞は正常細胞に比べて増殖が速いので、この性質に着目して毒性のある抗生物質を投与し、「細胞増殖の速い細胞に対して選択的に作用する」ことで抗がん作用を得るのです。

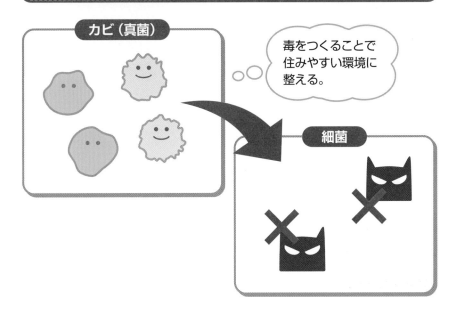

カビ（真菌）が細菌の増殖を抑える

カビ（真菌）

毒をつくることで
住みやすい環境に
整える。

細菌

●抗菌薬による選択毒性

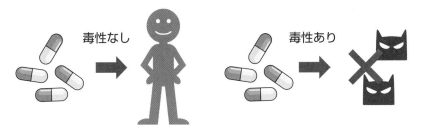

毒性なし

毒性あり

●抗がん剤による選択毒性

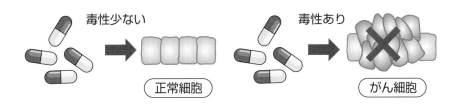

毒性少ない

毒性あり

正常細胞

がん細胞

1-8 細菌感染症の特効薬〈抗菌薬〉

感染症を治療する抗菌薬について、その定義を確認していきます。

POINT
- 抗菌薬とは、細菌に作用する薬のことである。
- 抗生物質は抗菌薬の中に含まれる。

抗菌薬とは何か

　細菌が体内で増殖して感染症を発症したとき、放置すると症状の悪化を招くことがほとんどです。ただ現在は、細菌に作用することで感染症を治療する特効薬があります。それが、**抗菌薬**です。

　抗菌薬というと、一般的に「細菌を殺す薬」ととらえられています。つまり、**抗細菌薬**のことです。ウイルスを殺す薬は**抗ウイルス薬**といい、真菌は**抗真菌薬**、原虫は**抗原虫薬**と呼びます。

抗菌薬と抗生物質の違い

　抗菌薬とよく似た言葉に**抗生物質**があります。抗菌薬と抗生物質の違いは何でしょうか?

　まず、**抗菌薬**とは、抗細菌作用を示す物質の総称です。抗細菌作用を示す物質の中には、自然界に存在するものや人工的に合成されたものがあります。これらをすべて含んで抗菌薬なのです。

　一方、**抗生物質**は自然界に存在するものを指します。言い換えると、「微生物によってつくられた物質が抗生物質である」となります。また、抗生物質の構造を少し変化させて合成された物質であっても、抗生物質といわれます。

　「抗菌薬=抗生物質 (微生物がつくった抗細菌薬) +人工合成された抗細菌薬」と理解しましょう。

　なお、抗菌薬や抗生物質とは別に「抗生剤」という言葉を使用することもあります。ただ、抗生剤は正式な言葉ではないため、現在ではあまり使われません。

抗菌薬と抗生物質の違い

抗菌薬

人工合成の
化学物質

＋

微生物が産生した
化学物質

抗生物質

微生物が産生した
化学物質

「抗生剤」という
言葉を使用する
こともある。

抗菌薬と抗微生物薬の違い

細菌を殺す薬
➡ 抗菌薬（抗生物質）

ウイルスを殺す薬
➡ 抗ウイルス薬

真菌を殺す薬
➡ 抗真菌薬

原虫を殺す薬
➡ 抗原虫薬

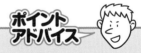

ポイント アドバイス

細菌とウイルスでは
食中毒対応策が異なる

夏の食中毒の多くは「細菌性」であり、冬
の食中毒は「ウイルス性」です。そのため、
対応策が異なります。消毒薬を使用すると
き、細菌の消毒ではどの消毒薬を使用して
も効果が期待できます。しかし、ウイルスで
は使用すべき消毒薬がある程度決まってい
ます。

Point
- 感染の成立条件には「感染源」「感染経路」「感受性宿主」の3つがある。
- 3つのうち、どれか1つでも遮断できれば感染症を発症しない。

⬤ 感染源、感染経路、感受性宿主

感染症を発症するには、「感染源」「感染経路」「感受性宿主」の3つが重要です。この3つの条件がすべて揃うことで、感染症が成立します。

感染源とは、「病気を引き起こす微生物」のことを指します。微生物がいなければ、当然ながら感染症は起こりません。

感染経路とは、「新たに感染を起こすための経路」を指します。例えば、くしゃみをすると、しぶきと共に多くの微生物が外に放たれます。これを吸うと、感染症が成立します。ほかには、空気が感染経路になったり、物を介して感染したりします。

感受性宿主とは、「ヒトの免疫力」を指します。病原菌による感染が起こったとしても、免疫力がしっかりしていれば感染症は起こりません。小児では成人に比べて免疫力が十分ではなく、感染症を発症しやすいといえます。

⬤ 感染症を予防するには

最も重要なのは、最初から感染症にかからないことです。「感染源」「感染経路」「感受性宿主」のうち、どれか1つでも遮断できれば、感染症にかかることはありません。そこで、感染症を防止するとき、どこかで感染の成立を遮断するように努力します。

例えば、消毒薬を使用すると、病原微生物を殺すことができます。これは、感染経路の遮断に当たります。また、ワクチンを使用すれば、免疫力を高めることができます。これは、感受性宿主を高める行為であるといえます。

感染症成立の3大条件

（感染源）　（感染経路）　（感受性宿主）

| 感染源 | 感染症を引き起こす原因微生物 |

| 感染経路 | 病原微生物が新たに感染を起こす経路 |

| 感受性宿主 | 宿主の免疫力が関与 |

小児の感染症 年齢などの要因も

各条件で感染予防をするには

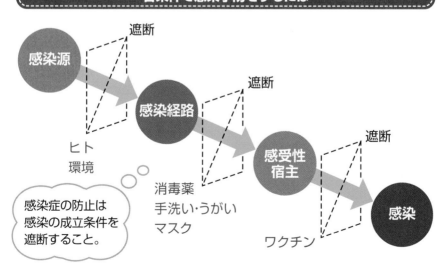

感染源　遮断　　感染経路　遮断　　感受性宿主　遮断　　感染

ヒト
環境

消毒薬
手洗い・うがい
マスク

ワクチン

感染症の防止は
感染の成立条件を
遮断すること。

伝染する感染症

どのような経路によって、病原微生物は私たちの体内に侵入してくるのでしょうか。

Point
- 感染経路には、大きく分けて垂直感染と水平感染の2種類がある。
- 水平感染は、接触感染、飛沫感染、空気感染、媒介物感染の4つに分類される。

垂直感染（母子感染）

　病原微生物が、妊娠中、あるいは出産の際に母親から赤ちゃんに感染することを垂直感染といいます。一般的には、母子感染ともいわれますが、母親の中には、妊娠前からその病原微生物を持っている方（キャリア）もいれば、妊娠中に感染する方もいます。母子感染による主な疾患には、風疹やトキソプラズマ、B型肝炎、C型肝炎、ヒト免疫不全ウイルス（HIV）感染症などが挙げられます。妊婦健康診査で検査が行われるものもありますので、きちんと受診することが大切です。

水平感染（接触感染、飛沫感染、空気感染、媒介物感染）

　生物や物品などから周囲に広がる感染経路には、「接触感染」「飛沫感染」「空気感染」「媒介物感染」の4つがあります。くしゃみや咳などによって生じるしぶき（細かい水滴）を飛沫といいます。また、飛沫によって感染することを飛沫感染といいます。インフルエンザは飛沫感染によって生じます。

　また、空気中を漂っている微生物を吸い込むことによって感染することを空気感染といいます。結核や麻疹（はしか）などは空気感染によって発生します。

　そして、病原微生物によって汚染された物品を介しての感染を接触感染といいます。食品や汚物、ドアノブなどから感染します。ノロウイルスや腸管出血性大腸菌（O-157）などが該当します。

　ほかにも、病原微生物によって汚染された食品や血液、昆虫などを介しての感染を媒介物感染といいます。汚染された水を介してコレラが、血液を介してウイルス性肝炎が、蚊を介してマラリアが感染します。

感染経路の種類

● 飛沫感染

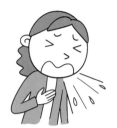

インフルエンザなど

● 空気感染

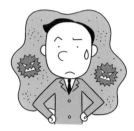

結核、麻疹など

● 接触感染

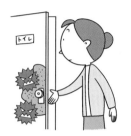

ノロウイルス、O-157など

● 媒介物感染

　コレラ、ウイルス性肝炎、マラリアなど

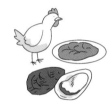
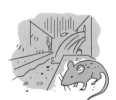
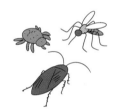

新型コロナウイルス感染症（COVID-19）の感染経路

・飛沫感染

・接触感染

と考えられています。

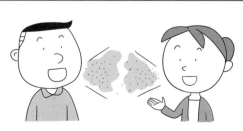

5分の会話で約3000個の飛沫
（1回の咳と同じくらい）

くしゃみや咳などの症状がなくても
感染を拡大させるリスクがあります。

1-11 水平感染を防ぐ方法

感染経路を見極め、感染症の広がりを防ぎましょう。

PoiNT
- ●手を清潔に保つことが感染予防の基本。
- ●感染経路によって予防策が異なる。

⬤▶ 接触感染・飛沫感染を遮断するには

　病原微生物によって、それぞれ感染経路が違います。これらの感染経路を見極めてシャットアウトできれば、感染症は成立しません。

　例えば、ノロウイルスや腸管出血性大腸菌を予防するとき、汚染された物品を触った手で口や鼻を触らないことが重要になります。手や物品に付着している微生物が原因であるため、手洗いや消毒薬の使用、加熱処理をしたりするのです。手に付いた微生物を洗い流したり、あらかじめ殺菌しておけば、接触感染を防ぐことができます。

　また、インフルエンザを予防する場合、「人との距離」「マスクの着用」が有効であることがわかります。インフルエンザは飛沫によって感染するため、人との距離をとりマスクを着用すれば、飛沫が他の人の口や鼻に入りにくくなります。飛沫を口や鼻の粘膜に付着させなければ、飛沫感染を防ぐことができます。

⬤▶ 空気感染・媒介物感染を遮断するには

　結核や麻疹（はしか）を予防する場合、微生物が空気中を長時間浮遊するため、より厳しい対策が必要になります。病院では室内の空気が流出しないよう管理したり、医療従事者はN95マスクという特殊なマスクを使用したりします。微生物が漂う空気を吸い込まなければ、空気感染を防ぐことができます。

　コレラを予防するには、コレラが流行している国で、生水、氷、生の魚介類を避けましょう。氷の上に飾られたカットフルーツから感染した例もあります。汚染されている食品を摂取しないなど、病原微生物を体内に入れないことで、媒介物感染を防ぐことができます。

感染対策

● 飛沫感染の予防

● 空気感染の予防

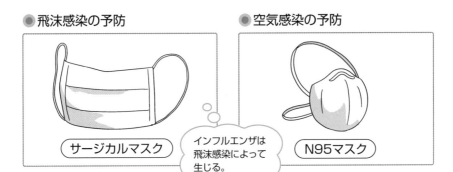

サージカルマスク

インフルエンザは飛沫感染によって生じる。

N95マスク

● 接触感染の予防

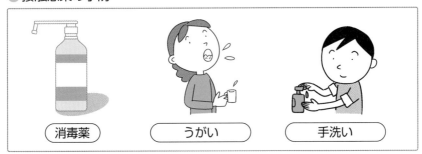

消毒薬

うがい

手洗い

● 媒介物感染の予防

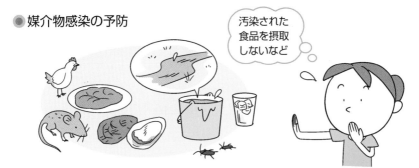

汚染された食品を摂取しないなど

新型コロナウイルス感染症（COVID-19）の感染対策

飛沫感染、接触感染を防ぐために、以下の対策が求められています。

□ まめに手洗い・手指消毒　□ 咳エチケットの徹底　□ こまめに換気
□ 身体的距離の確保　□「3密」の回避（密集、密接、密閉）
□ 毎朝の体温測定、健康チェック。発熱または風邪の症状がある場合はムリせず自宅で療養

感染症の診断、検査

抗菌薬は適切な手順に従って使われます。これには感染症の診断、検査が重要です。

Point
- 診断では「感染臓器」「原因微生物」「重症度」の3つが重要になる。
- 原因微生物を推測できる場合、迅速検査キットを用いることがある。

抗菌薬を使用するときの考え方

　感染症を疑ったとき、診断、検査を行わなければいけません。熱が出ているからといって、何となく抗菌薬を処方するというわけにはいかないのです。「がんのような気がするから、抗がん剤を出しておく」ことが許されないのと同じように、何でも抗菌薬を使用すればよいわけではありません。

　そこで、診断では「感染臓器」「原因微生物」「重症度」の3つを確認します。感染臓器は診察などであたりを付けます。例えば、咳があってのどが腫れているようであれば「上気道の感染症」を疑います。

　原因微生物の特定では、検査を行います。原因微生物は、感染臓器から推測できます。また、感染場所（病院内での感染か日常生活の中での感染か）からも予測できます。そこから、微生物を染めたり培養したりして、原因微生物を確定していきます。

　ただし、患者さんの状態が重症である場合、検査をしている時間すらないこともあります。その場合、幅広い細菌に対して効果を有する抗菌薬を最初に投与します。

迅速検査キットにより、数十分で判定する

　問診から原因微生物がほぼ特定できる場合、迅速検査キットを用いれば数十分で判定できることがあります。

　冬に急な発熱が出て医療機関を受診すれば、細い棒のようなものを鼻の奥に入れられます。これは、鼻の粘膜細胞を採取するために行います。そこにインフルエンザウイルスが大量に増殖していれば、迅速検査キットは「陽性」と判断します。このように、すぐに原因微生物を特定できることもあります。

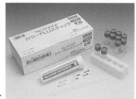

インフルエンザウイルスの迅速検査キット▶

感染で確認するポイント

● 感染臓器

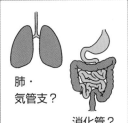

肺・
気管支？

消化管？

など

● 原因微生物

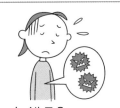

ウイルス？
細菌？
また、その種類は？

● 重症度

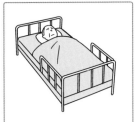

重症例では
検査時間すらとれない

迅速検査キットによる検査法

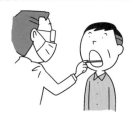

ウイルス、細菌によって
鼻やのど、あるいは糞便
などから検体を採取

検体を
抽出液へ

容器と試験紙を
反応させる

インフルエンザ ➡ 鼻腔や
　　　　　　　　　咽頭

化膿レンサ球菌 ➡ 咽頭

アデノウイルス ➡ 咽頭

ロタウイルス　 ➡ 糞便

ポイントアドバイス

薬の作用機序を理解する

薬の作用機序を理解すれば、その性質を推測できます。「殺菌性と静菌性」「濃度依存性と時間依存性」などは、作用機序から予想できます。これらを推測できるようになれば、抗菌薬の理解が格段に進みます。あとは例外事項を押さえるだけです。

感染症を治療する

感染症の治療では、薬を使用する場合と対症療法を行う場合の2つがあります。

Point
- 「少ない菌種に有効な抗菌薬」を使用する。
- 食中毒など、抗菌薬を使用しないケースもある。

薬を投与する場合の治療

感染部位や原因微生物などを特定したあと、今度は治療していきます。このとき、「薬を投与する」または「対症療法を実施する」の2つの方法があります。まずは、前者について述べていきます。

多くの細菌感染症では、抗菌薬が有効です。抗菌薬によって細菌を殺したり、増殖を止めたりするのです。このとき、「少数の菌種に対して有効な抗菌薬」を使用することがポイントです。

抗菌薬の中には、あらゆる種類の細菌に対して広く効果を示す薬が存在します。しかし、幅広い効果を有する薬を何も考えずに使用していると、抗菌薬に対して耐性を持つ細菌が生まれやすくなります。そこで、特定の少数の細菌に対して作用する抗菌薬を使用します。これにより、耐性菌が生まれにくくなります。

ほかには、ウイルスであれば抗ウイルス薬、真菌であれば抗真菌薬を使用します。また、免疫を活性化させる薬を投与することもあります。C型肝炎の治療薬として用いられていたインターフェロン製剤がこれに当たります。

対症療法を実施する場合の治療

抗菌薬などの薬を使用せず、症状の緩和だけを行って経過観察をすることがあります。これを**対症療法**といいます。食中毒では、主に対症療法が行われます。

食中毒では、下痢や嘔吐などによって大量の水分が失われます。特に小児や高齢者では脱水症状に陥りやすいので、輸液や経口補水液（スポーツ飲料）などによって水分を補います。食中毒は、このような対症療法によってほとんど回復します。ただ、重症例の食中毒では、抗菌薬を使用することがあります。

抗菌薬の効果の範囲

● 多くの菌種に効果のある薬

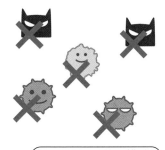

あらゆる細菌を排除

● 少ない菌種に効果のある薬

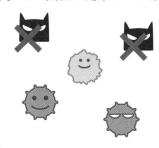

病原微生物だけを排除

食中毒への対処方法

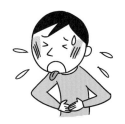

食中毒

対症療法

症状の緩和を
目指す

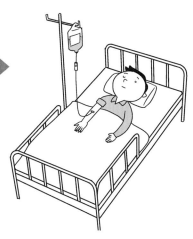

輸液など（脱水症状を防ぐ）

食中毒では、
主に対症療法が
行われる。

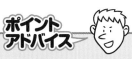

感染部位を見極める

感染部位を見極めることは抗菌薬の使用では重要です。同じ細菌による感染症でも、肺炎と髄膜炎では薬が異なります。肺炎に効果があっても、髄液への移行性に乏しいので髄膜炎に効果がない薬があります。抗菌薬によって臓器への移行性が異なるため、感染部位の把握は治療に大きな影響を与えます。

1-14 食中毒と微生物

食中毒は毎年必ず話題にのぼる感染症です。食中毒の特徴をここで学びましょう。

Point
- 細菌による食中毒には「感染型」と「毒素型」がある。
- 夏は細菌による食中毒、冬はウイルスによる食中毒が主である。

感染型と毒素型

夏になると毎年のように問題となる食中毒は、主に細菌が原因です。これら細菌による食中毒は、大きく「感染型」と「毒素型」の2つに分けられます。**感染型**では、感染することで細菌が体内で増殖し、病原性を示します。感染型の細菌としては腸炎ビブリオ、カンピロバクター、サルモネラ、病原性大腸菌が知られています。

毒素型では、細菌によってつくられた毒素が、食品と一緒に体内へ入ることで発症します。毒素型の細菌としては、黄色ブドウ球菌などが知られています。このときの毒素は、熱を通しても分解しないことがあります。つまり、たとえ加熱処理して細菌を殺したとしても、毒素が残っているために食中毒を引き起こすことがあります。加熱処理することは食中毒予防の基本です。しかし、加熱処理であっても完璧ではないのです。

なお、冬に問題となる食中毒は、主にノロウイルスによるものです。季節によって、夏の食中毒は「細菌によるもの」、冬の食中毒は「ウイルスによるもの」が多いという特徴があります。原因微生物が大きく違うため、季節によって予防策も異なります。

野菜からも病原性大腸菌

食中毒といえば、肉類を介して感染するイメージを持っている人が多いようです。しかし、実際には野菜を介して感染することもあります。

2011年、ヨーロッパで腸管出血性大腸菌O-104が広がった事件がありました。このときは「汚染された野菜が原因である」とされています。2012年には、白菜の浅漬けが原因で、O-157による食中毒死が日本で確認されています。

食中毒における感染型と毒素型

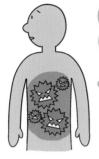

加熱処理が
食中毒予防
の基本。

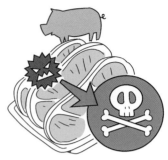

感染して増殖 ➡ 感染型 　　　　毒素を生み出す ➡ 毒素型

季節で異なる食中毒の病原微生物

● 1月の病原微生物

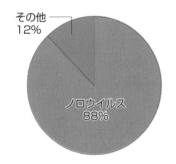

その他
12%

ノロウイルス
88%

● 6月の病原微生物

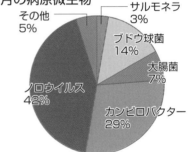

その他
5%

サルモネラ
3%

ブドウ球菌
14%

大腸菌
7%

カンピロバクター
29%

ノロウイルス
42%

出典：厚生労働省 令和元年（2019年）食中毒発生状況
https://www.mhlw.go.jp/stf/seisakunitsuite/bunya/
kenkou_iryou/shokuhin/syokuchu/04.html#j4-2

● 野菜からも食中毒

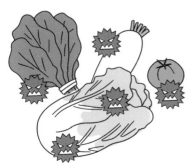

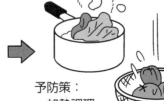

予防策：
　加熱調理
　水洗い
　早く使い切る　など

1-15 消毒薬の基本

感染症の予防には消毒薬が多用されます。このとき、使い方のルールを知っておく必要があります。

Point
- 一般細菌の消毒には、どのような消毒薬を使ってもよい。
- 消毒したい対象によって、消毒薬を使い分ける。

対象となる微生物によって、使用する消毒薬を決める

消毒薬は感染症を予防するために有効です。消毒薬はその強さによって高水準、中水準、低水準の3つに分かれます。このうち、高水準の消毒薬は手術器具の殺菌など、すべての微生物を死滅させる消毒薬として使用されるものです。そこで、身近な消毒薬を理解する場合は、中水準と低水準の消毒薬だけを学べば問題ありません。

それぞれの消毒薬が、どの微生物に有効であるかを示す抗微生物**スペクトル***の表で重要なのは、「一般細菌ではすべてに丸が付いている」ことです。つまり、一般細菌の消毒では、どの消毒薬を使用しても問題ありません。例えば、夏に食中毒を起こす主な微生物はどれも一般細菌です。そのため、あらゆる消毒薬が有効です。

しかし、ウイルスを見ると低水準の消毒薬は無効であることがわかります。例えば、冬に起こる食中毒は主にノロウイルスが原因であるため、適切な消毒薬を選ばなければいけません。ノロウイルスであれば、次亜塩素酸ナトリウムが多用されます。次亜塩素酸ナトリウムは**塩素系漂白剤**ともいいます。

なお、インフルエンザはウイルスによって起こります。そのため、中水準の消毒薬であるアルコール（消毒用エタノール）などが有効です。病原微生物や消毒薬の種類が合っていなければ、感染症を適切に予防することができません。

使用する場所によって消毒薬を使い分ける

消毒薬によって、消毒できる対象が決まっています。人体（粘膜、皮膚）を消毒したいのか、金属を消毒したいのかによって選ぶ消毒薬が異なります。例えば、次亜塩素酸ナトリウムは金属腐食性があるため、金属の消毒には用いられません。

＊**スペクトル** 病原微生物に対する薬剤の作用範囲を表す。

消毒薬のスペクトル

分類	成分名	抗微生物スペクトル						ウイルス				適応対象				
		一般細菌	MRSA	緑膿菌	結核菌	真菌	芽胞	中型サイズ	小型サイズ	HIV	HBV、HCV	器具		環境	手指・皮膚	粘膜
												金属	非金属			
高水準	グルタラール	○	○	○	○	○	○	○	○	○	○	○	○	―	―	―
	フタラール	○	○	○	○	○	△	○	○	○	○	○	○	―	―	―
	過酢酸	○	○	○	○	○	○	○	○	○	○	△	○	―	―	―
中水準	次亜塩素酸ナトリウム	○	○	○	△	○	△	○	○	○	○	―	○	△	△	△
	ポピドンヨード	○	○	○	○	○	△	○	○	○	―	―	―	―	○	○
	消毒用エタノール	○	○	○	○	○	―	○	△	○	―	○	○	△	○	―
	イソプロパノール	○	○	○	○	○	―	○	―	○	―	○	○	△	○	―
低水準	塩化ベンザルコニウム	○	△	△	―	―	―	△	―	―	―	○	○	○	○	○
	塩化ベンゼトニウム	○	△	△	―	―	―	△	―	―	―	○	○	○	○	○
	グルコン酸クロルヘキシジン	○	△	△	―	―	―	―	―	―	―	○	○	○	○	―
	塩酸アルキルジアミノエチルグリシン	○	△	△	△	―	―	△	―	―	―	○	○	○	○	△

○：有効　△：やや有効　―：無効

● 消毒薬で「夏」の食中毒を予防する

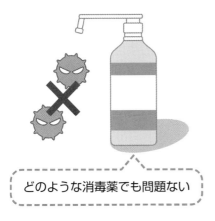

どのような消毒薬でも問題ない

● 消毒薬で「冬」の食中毒を予防する

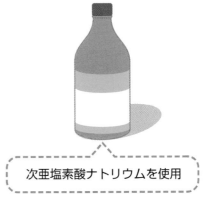

次亜塩素酸ナトリウムを使用

抗菌薬は数少ない根本治療薬

薬というのは、病気を根本的に治療するものではありません。あくまでも、病気の症状を抑えるために使用されます。糖尿病や高血圧の薬など、これらは病気を完全に治すことはできないのです。

糖尿病の薬を服用すると、確かに血糖値が下がります。高血圧の薬では、血圧を低下させることができます。しかし、薬の服用をやめると、血糖値や血圧は再び上昇してしまいます。つまり、病気の症状を小康状態にするのが薬の本質なのです。

糖尿病の場合であれば、なぜ血糖値が上昇するのかは人それぞれです。これは、血糖値が上がっている理由が、「肥満」「膵臓の疲弊」「運動不足」など、多岐にわたっているからです。「1つの要因がよくなれば病気が治る」という単純なものではありません。病気の原因というのは、かなり複雑なのです。病気の根本治療が難しい理由はここにあります。

ただ、中には例外もあります。その1つが抗菌薬であり、これは病気を根本的に治療することができます。

感染症は病原微生物によって起こります。このときは、「病気の原因となっている病原微生物」という根源をなくすことができれば、感染症から立ち直ることができます。つまり、抗菌薬は数少ない根本治療薬であるといえます。

抗菌薬の働きを覚えるコツ

薬の作用機序を理解することは重要です。なぜなら、暗記に頼らなくても薬の性質を予測できるからです。抗菌薬は膨大な種類が存在します。これらをすべて覚えるのは現実的ではありません。そこで、作用機序からあらかじめ薬を大まかに理解しておくのです。

例えば、β-ラクタム系抗生物質は細胞壁の阻害作用を示します。細胞壁は細菌の外側に存在する器官です。つまり、細胞内に移行して作用する必要はありません。そのために、一般的にβ-ラクタム系は細胞内への移行性がよくありません。

そして、細菌の中には、細胞内に寄生することで生息する微生物が存在します。このような細胞内寄生菌に対しては、細胞内移行性の悪いβ-ラクタム系は効果が乏しいのです。

一方、DNAやタンパク質の合成を阻害する抗菌薬は、細胞内への移行性に優れています。これは、DNA合成やタンパク質合成が細胞内で行われることから予想できます。このような抗菌薬であれば、細胞内寄生菌に対する効果を期待できます。

このように、論理的に理解していけば抗菌薬の働きを整理することができます。感染症の分野では、細菌の種類が多いだけでなく、抗菌薬の数も膨大です。だからこそ、論理立てて学んでいくことが重要なのです。

細菌とウイルスの特徴を知る

細菌の形やウイルスとの違いなど、微生物ごとに特徴があります。これらを学ばなければ、抗菌薬や抗ウイルス薬の働きを理解することはできません。また、微生物の性質を学習することで、「病気を引き起こしている原因微生物を特定する」「感染症の防止策を講じる」といったことができるようになります。

本章では、細菌とウイルスに着目してそれぞれの特徴を述べ、さらには感染症が蔓延していくときの原因についても解説します。

Point
- ●ヒトの細胞に細胞壁はないが、細菌にはある。
- ●ヒトと細菌のリボソームは形が異なる。

ヒトの細胞構造

すべての細胞には膜があります。これはヒトの細胞も細菌の細胞も共通です。この膜を**細胞膜**といいます。細胞膜が存在するからこそ、内と外とを分けることができます。

細胞の中には、DNAなどの遺伝子が存在しています。DNAにはすべての生命情報が刻まれているため、これがなければ生きていくことができません。遺伝子に傷が付いてはいけないため、ヒトの細胞では**核**と呼ばれる器官の中にDNAが格納されています。核があるため、ヒトの細胞は**真核細胞**と呼ばれています。

また、タンパク質をつくる器官として**リボソーム**が知られています。DNAに書かれている情報を読み取ったあと、生命活動を行うために適切な物質をつくらなければいけません。そのための工場がリボソームなのです。リボソームは2つのユニット（40Sと60S）から成り立っています。「S」は**スベドベリ**と呼ばれる単位で、重力や遠心力によって、粒子が沈むときの速度（**沈降速度**と呼ぶ）を意味します。

細菌の細胞構造

細菌では細胞膜の周辺を**細胞壁**と呼ばれる頑丈な壁で取り囲んでいます。細胞壁により、細菌はその形を保てます。ヒトの細胞には細胞壁はありません。

また、細菌のDNAは細胞内にそのままの状態で置かれています。DNAを格納するための核はありません。核がないため、**原核細胞**と呼ばれます。

リボソームは、細菌にも存在します。ただ、ヒトと細菌のリボソームを比べると、その形が若干異なります。細菌のリボソームは30Sと50Sから構成されています。

ヒトの細胞

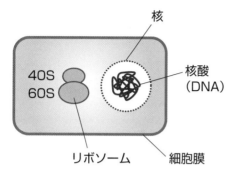

核を有する
➡ 真核細胞

リボソーム
➡ 40Sと60S

細菌の細胞

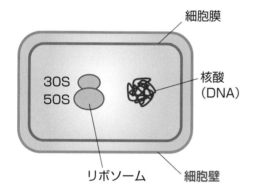

核を有さない
➡ 原核細胞

リボソーム
➡ 30Sと50S

細菌は
細胞壁により、
その形を保つ。

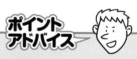

ポイント
アドバイス

抗菌薬の3つの使用方法

抗菌薬には、3つの使用方法があります。「初期治療」では、原因菌がわからないとき、経験的に抗菌薬を投与します。「最適治療」では、原因菌が判明したあと、適切な抗菌薬を選び直します。「予防投与」では、感染症を予防するため、外科手術前などに投与します。

2-2 グラム陽性、グラム陰性とは

感染症を引き起こしている原因微生物を予測するために、グラム染色はかなり有効です。

Point
- グラム染色によって細菌を2つに大別できる。
- グラム染色を行えば、感染症の原因菌を推定できる。

グラム陽性とグラム陰性

　細菌は肉眼では確認できないほど小さな生物です。そこで、細菌を観察するときは顕微鏡を用います。このとき、細菌を見やすくするために染めることがありますが、その際に多用される方法が**グラム染色**です。1884年、デンマークの学者ハンス・グラムによって考え出されました。

　グラム染色では、細菌を大きく2つに分類します。グラム染色によって紫色に染まる場合を**グラム陽性**といいます。一方、グラム染色によって紫色に染まらず、赤色のように見える場合は**グラム陰性**といいます。

　この違いの原因は、細胞壁の構造にあります。グラム陽性菌には**ペプチドグリカン**と呼ばれる1層の厚い細胞壁があり、脂質は少ないのですが、グラム陰性菌では何層かの薄いペプチドグリカンが積み重なっており、その外側を脂質の膜が覆っています。

グラム染色から原因菌を推測する

　グラム染色では、細菌に存在する細胞壁の違いを見分けることができます。この違いは、細菌の生物学的な特徴を区別するのに重要であるとされています。

　細菌感染が疑われる部位から標本を採取してグラム染色を行うと、細菌の形や性質を、見た目から判断できるようになります。これが、感染症を引き起こしている原因微生物を推測するときに役立ちます。グラム染色した標本を顕微鏡で確認・判定することにより、どの抗菌薬を使用すればよいのか明確になります。

　なお、中には細胞壁を持たない細菌も存在します。このような細菌の場合、グラム陰性と判定されます。

グラム陽性とグラム陰性の違い

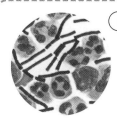

グラム染色法

グラム陽性
（紫色に染まる）

グラム陰性
（赤色に染まる）

細菌の細胞表面の
大まかな構造の
違いを見分ける

グラム陽性菌とグラム陰性菌の細胞壁の構造

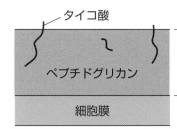

タイコ酸

ペプチドグリカン

細胞膜

細胞壁

グラム陽性菌

脂質やタンパク質など

ペプチドグリカン

細胞膜

外膜

グラム陰性菌

グラム染色による細菌の判別

▼ハンス・グラム

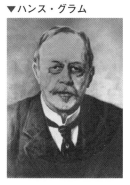

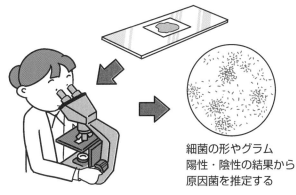

細菌の形やグラム
陽性・陰性の結果から
原因菌を推定する

2-3 細菌を観察する

細菌の形や生物学的な分類まで学ぶと、さらに理解が深まります。

PoinT
- 細菌には球菌と桿菌がある。
- 細菌には好気性菌と嫌気性菌がある。

細菌の形を学ぶ

　細菌を表現するとき、**グラム陽性球菌**や**グラム陰性桿菌**などという場合があります。これは、グラム染色の結果と細菌の形を表しています。

　グラム染色による色だけでなく、細菌は形によっても分類できます。細菌には**球菌**、**桿菌***の2つがあります。**らせん菌**という種類もありますが、これは桿菌の中に含まれます。顕微鏡を使って原因微生物を特定するとき、グラム染色による色分けと同時に細菌の形まで見極めるのです。

　臨床上、細菌感染症で問題となりやすいのは、グラム陽性球菌とグラム陰性桿菌です。グラム陽性球菌で重要となる細菌には、黄色ブドウ球菌、レンサ球菌、腸球菌の3つがあります。

　一方、グラム陰性桿菌は大腸菌や緑膿菌など、種類が多いことから、その都度理解する必要があります。

好気性菌と嫌気性菌

　グラム染色や球菌・桿菌というくくりは「見た目」による分類です。そうではなく、生物学的な分類も存在します。これには、好気性菌と嫌気性菌があります。**好気性菌**は酸素がある状態でのみ生きることのできる細菌です。

　一方、**嫌気性菌**は、酸素のない状態で生きる細菌です。酸素があると、嫌気性菌は発育できません。通常の細菌培養では、空気のある状態で培養するのが一般的です。この条件では嫌気性菌が増殖しないため、培養検査では嫌気性菌を検出しにくくなります。特殊な装置でなければ、嫌気性菌を培養できません。

　なお、嫌気性菌はグラム染色などの方法で識別することができます。

＊**桿菌**　細長い棒状または円筒状を示す細菌。

代表的な細菌の形

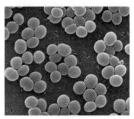

(球菌)

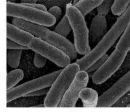

(桿菌)

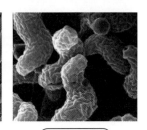

(らせん菌)

代表的なグラム陽性菌とグラム陰性菌

グラム陽性球菌

- 黄色ブドウ球菌
- レンサ球菌
- 腸球菌
- 肺炎球菌　など

グラム陰性桿菌

- 大腸菌
- 緑膿菌
- インフルエンザ菌
- セラチア菌
- レジオネラ菌
- 百日咳菌　など

好気性菌、嫌気性菌、通性嫌気性菌の違い

好気性菌　　➡　空気（酸素）が好きな菌

嫌気性菌　　➡　空気（酸素）が嫌いな菌

通性嫌気性菌　➡　空気があってもなくてもどちらでもよい菌

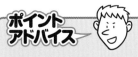

ポイントアドバイス　真の感染症対策

抗菌薬の使用により、感染症を治療することは重要です。ただし、感染症を予防することで病気を発症しないことはさらに重要です。そこで、院内感染を防いだり、ワクチン接種を行ったりして感染症の予防を検討します。これを行うことが、真の感染症対策です。

2-4 細菌とウイルスの違い

生物学的に細菌とウイルスはまったく異なります。

> **Point**
> ● ウイルスは核酸の周りを膜で覆われただけの単純な構造をしている。
> ● ウイルスは自分自身で増殖することができない。

ウイルスの構造

　　細菌はタンパク質を合成するなどして、自分自身の力で増殖することができます。これは、細菌に細胞組織が存在するためです。病原性を示す細菌が体内に侵入すると、増殖して人の細胞に侵入したり毒素をつくったりします。一方、ウイルスは細菌とは大きく異なる構造をしています。細菌と比べて、ウイルスの構造は単純です。

　　生命として存在するためには、**核酸***が必要不可欠です。そのため、ヒトも細菌も細胞の中に核酸を持っています。ただ、ウイルスでは、**カプシド**と呼ばれるタンパク質の膜に核酸が包まれているだけの構造です。一部のウイルスは、**エンベロープ**という脂質性の膜を持っていますが、基本的に単純な構造をしています。そのため細菌に比べてウイルスはとても小さいのです。

　　ウイルスは自分自身の力だけで増殖することができません。細菌のようにリボソームなどの器官がなく、栄養を取り込んで成長・増殖しません。そこで、ウイルスは宿主の細胞を乗っ取ります。他者の力を借りることにより増殖できます。

ウイルス増殖のメカニズム

　　ウイルスが体内に侵入すると、宿主細胞の中で自分のコピーを大量につくるように宿主細胞を設計し直します。通常、私たちの細胞は生きていくための活動をしています。これが、ウイルスを生産するための工場に変わってしまうのです。

　　ウイルスがつくられ続けると、やがて細胞は破裂して死んでしまいます。このときにウイルスが細胞外に放出され、他の細胞へと感染していきます。これが、ウイルスによって感染症が起こるメカニズムの概要です。生きた細胞に巣食うことで、ウイルスは子孫を残していきます。

＊**核酸**　DNAやRNAなどの遺伝子のこと。

細菌とウイルスの構造の違い

● 細菌の構造

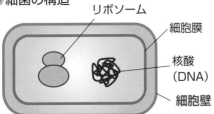

リボソーム
細胞膜
核酸（DNA）
細胞壁

● ウイルスの構造

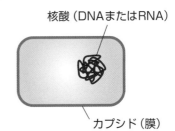

核酸（DNAまたはRNA）
カプシド（膜）

● エンベロープを持つウイルスの構造

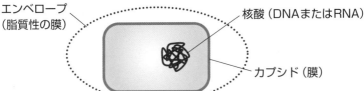

エンベロープ（脂質性の膜）
核酸（DNAまたはRNA）
カプシド（膜）

ウイルスの増殖機構

● ヒトの細胞

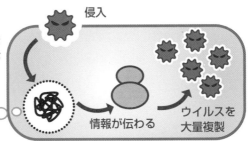

侵入
遺伝子を組み込む
情報が伝わる
ウイルスを大量複製

生きた細胞に巣食うことで子孫を残す。

細菌
 自分の力で増殖

ウイルス
 他者に寄生して増殖

ポイントアドバイス

感染症が発症する場所の把握

感染症を発症した人に、病気を発症するまでの経緯を聞くことは重要です。アフリカへの旅行からは、マラリアを疑うことができます。患者の学校や職場で百日咳が流行っているのであれば、百日咳を疑います。感染症が発症する場所の把握は、病気の診断と治療において重要です。

2-5 ウイルスに抗菌薬は効かない

細菌とウイルスは別物であるため、細菌に働きかける抗菌薬もウイルスには無効です。

Point
● 抗菌薬は細胞に対して作用する。
● あらゆるウイルスに効く薬は存在しない。

抗菌薬と抗ウイルス薬

ウイルスに対して抗菌薬は効きません。抗菌薬は細菌の細胞に対して作用するからです。例えば、細菌の細胞壁に作用したり、リボソームに働きかけたりします。これにより、細胞の機能が失われて死滅したり増殖できなくなったりします。

しかし、ウイルスにはそのような細胞がありません。細胞壁もなければ、リボソームもないのです。いくら抗菌薬を投与してもウイルス感染症が改善しないのは、「ウイルスに細胞がない」という理由によります。

ウイルスに対抗するためには、抗ウイルス薬を使用します。ただ、抗ウイルス薬の開発は難しいとされています。ウイルスはヒトの細胞内で増殖します。そこで、ウイルスが入っている細胞を攻撃しようとすると、正常なヒトの細胞まで破壊する恐れがあります。また、ウイルスの構造は単純であるため、ウイルス特有の特徴は少なく、ウイルスだけ見極めて攻撃するための手段が限られているので、抗ウイルス薬の数は抗菌薬に比べて少ないのです。

抗菌薬は風邪を治さない

風邪に対して抗菌薬を使用しても無効であることは、第1章で述べました。これは、風邪の80〜90%はウイルスが原因だからです。風邪で医療機関を受診して抗菌薬を処方されたとしても、副作用のリスクばかりで効果は薄いのです。

ちなみに、風邪の原因ウイルスは200種類以上あると考えられています。「風邪薬の特効薬をつくればノーベル賞」といわれるのは、ここに理由があります。現在の技術では、あらゆるウイルスに効く薬を開発することは困難なのです。

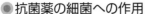

ウイルスに抗菌薬が作用しない理由

● 抗菌薬の細菌への作用

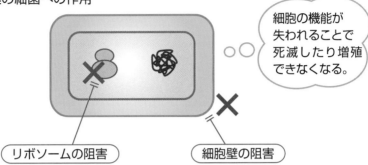

細胞の機能が失われることで死滅したり増殖できなくなる。

リボソームの阻害

細胞壁の阻害

● 抗菌薬のウイルスへの作用

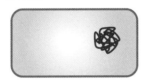

リボソームや細胞壁がないので作用できない

リボソームの阻害

細胞壁の阻害

風邪の原因微生物はほとんどがウイルス

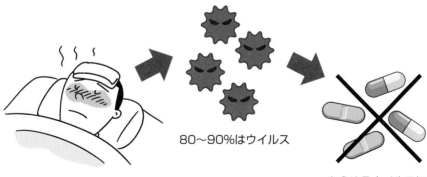

風邪の原因微生物

80〜90%はウイルス

あらゆるウイルスに効く薬は存在しない

第2章　細菌とウイルスの特徴を知る

2-6 ウイルスは生物？

ウイルスが生物であるかどうかは、長年にわたって議論されています。

Point
- ●ウイルスは生物ではない。
- ●ウイルスは生物と無生物の間と考えられている。

生物の定義とは

生物は「生きているもの」と考えることができます。生物には遺伝子があります。これにより、生命活動を営むことができます。

また、生物は増殖します。細胞分裂や生殖などにより増えていきます。外からエネルギー源を取り込んで、新たなエネルギーとして利用することも行われます。これを**代謝**といいます。呼吸や光合成、発酵などを行うことが代謝です。

ウイルスは生物なのかそうでないのか

細菌であれば、これら生物の定義をすべて満たしています。しかし、ウイルスは微妙な位置にいます。ウイルスは生物ではないと考えている学者が多数を占めます。

ウイルスは遺伝子を持っており、増殖もします。ここまでは生物の定義に当てはまります。ただ、自分の力で増殖するわけではありません。他の細胞を乗っ取って増えるため、一般的な増殖とは区別されます。

また、代謝を行うこともありません。ウイルスには細胞がないため、自らエネルギーをつくり出せないのです。

このように考えると、ウイルスは生物ではないと考えられます。生物の定義から外れるからです。ウイルスは生物の側面とそうでない側面があるため、しばしば「生物と無生物の間」と表現されます。

生物には死があります。これは、ヒトであっても細菌であっても同様です。しかし、ウイルスが生物でないのであれば、死はないことになります。ただ、例えば、ウイルスの膜が破れて構造が破壊されれば、それはウイルスの死であるとも考えられます。ウイルスというのは、かなり特殊な存在でもあるのです。

生物の考え方

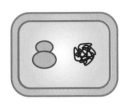

遺伝子を持つ

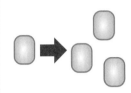

自分自身で増殖する

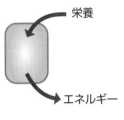

栄養

エネルギー

代謝を行う

ウイルスの性質

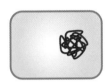

遺伝子を持つ

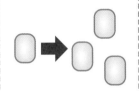

（他者の力で）増殖する

代謝を行わない

ウイルスに死はあるのか？

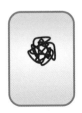

ウイルスは
生物ではない

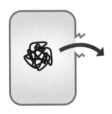

構造が壊れれば
ウイルスは死ぬ？

2-7 人間の免疫力

感染症に対抗するため、ヒトには免疫機能が備わっています。

POINT
- 病原微生物を排除するために炎症が起こる。
- ワクチンには「生ワクチン」「不活化ワクチン」「トキソイド」がある。

炎症は重要な免疫機構

風邪をひいたとしても、時間が経てば自然に治ります。これは、私たちの体に免疫が備わっているからです。体内に病原微生物などの異物が侵入すると、これを排除するために免疫が働くのです。

免疫が異物を認識すると、炎症反応が起こります。炎症では、熱が上がって微生物の活動を抑えようとします。また、血管を広げて白血球を集まりやすくさせます。このときに体液も一緒に集まるため、腫れの原因になります。炎症反応は発熱や痛み、腫れを起こすものの、体を守るために必要な防御機構であるといえます。

感染症によって起こる発熱などを抑えると、病原微生物に対抗するための炎症反応を抑制することになります。その結果、病気を長引かせることもあります。

ワクチンで感染症を予防する

感染症に対抗するため、ヒトの免疫を活用して予防する方法が**ワクチン**です。ワクチンを接種することを**予防接種**といいます。ワクチンには、「生ワクチン」「不活化ワクチン」「トキソイド」の3種類があります。

生ワクチンでは弱毒化させた微生物を接種します。弱らせてはいるものの、生きているので予防接種によって病気を発症することがあります。一方、**不活化ワクチン**は死滅させた微生物を接種します。生ワクチンほど強力な免疫を得られませんが、予防接種によって病気を発症することはありません。また、**トキソイド**では、無毒化した毒素を投与して免疫を付けさせます。

かつて、猛威をふるっていた感染症に天然痘があります。しかし、ワクチンの普及により撲滅されました。予防接種にはそれほどまでの効果があるのです。

炎症反応の例

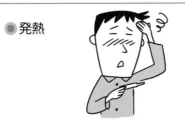

● 発熱　　➡　菌の活動を抑える

● くしゃみ　　➡　菌を外に追い出す

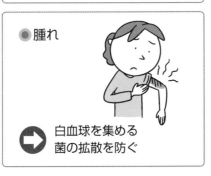

● 腫れ　　➡　白血球を集める
　　　　　　　菌の拡散を防ぐ

● 鼻水　　➡　菌を外に追い出す
　　　　　　　菌の侵入を防ぐ

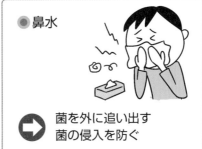

生ワクチン、不活化ワクチン、トキソイドの違い

● 生ワクチン

生きているが弱らせた
細菌・ウイルス

● 不活化ワクチン

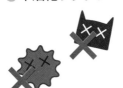

死滅させた
細菌・ウイルス

● トキソイド

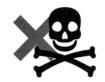

無毒化した毒素

天然痘　　ワクチンにより、1980年にWHOが世界根絶宣言

第2章　細菌とウイルスの特徴を知る

2-8 免疫力の低下による感染

医療の高度化や新薬の開発は、感染症のリスクを増やすことにもつながっています。

PoiNt
- ふだんは無害な微生物であっても、感染症を引き起こすことがある。
- 医療の発展と共に、日和見感染のリスクは大きくなった。

日和見感染とは？

健康な人ではまったく問題とならないような微生物であっても、免疫力の低下によって感染症を引き起こすことがあります。これを、**日和見感染**といいます。

免疫力が弱まるわかりやすい原因に「歳をとること」があります。それに加えて、がんや糖尿病、腎不全などの疾患を持っていると、抵抗力はさらに弱まります。

薬によっても免疫力は下がります。例えば、古くから知られている抗がん剤の副作用に**骨髄抑制**があります。白血球などの免疫細胞は骨髄でつくられるため、骨髄機能が抑えられると感染症を発症しやすくなります。また、外科手術なども日和見感染のリスクになります。

日和見感染が増えている

日和見感染を起こす患者は年々増え続けています。これは、HIVなどによる、免疫不全を引き起こす感染症が原因に挙げられます。HIVは免疫細胞に巣食うことにより、免疫が働けないようにします。その結果、ふだんは何ともない微生物であっても、毒性を示すようになります。

ほかにも、医療の高度化に伴って技術が進歩してきたことが挙げられます。現在は難易度の高い手術が行われ、抗がん剤や免疫抑制剤などが多数開発されています。これらの医療を施すと、当然ながら患者さんの免疫力は著しく低下します。

新しい薬が開発されて延命が可能になったというのは、日和見感染のリスクを高めることにつながるのです。なお、免疫力が低下して感染症にかかりやすくなっている人のことを**易感染宿主**といいます。

日和見感染

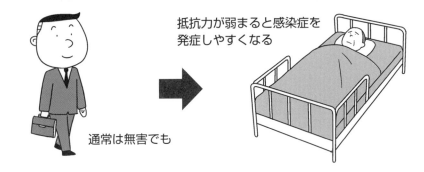

抵抗力が弱まると感染症を
発症しやすくなる

通常は無害でも

日和見感染の原因

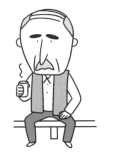

加齢

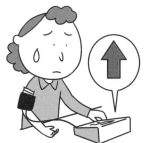

基礎疾患
（糖尿病、腎不全など）

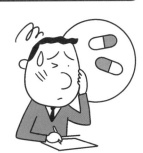

薬の作用
（骨髄抑制など）

医療の高度化による日和見感染の増加

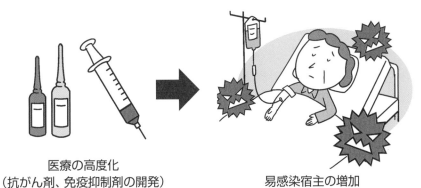

医療の高度化
（抗がん剤、免疫抑制剤の開発）

易感染宿主の増加

2-9 病院内で起こる感染

抵抗力の弱った方がたくさんいる病院では、集団感染しやすい環境が整っています。

Point
- 日和見感染により、院内感染が蔓延する。
- 市中感染と院内感染では原因菌や対応策が異なる。

院内感染とは？

　同じ病院内で起こる集団の感染症を**院内感染**といいます。前節で述べたとおり、病院では手術を受けたり薬物投与をされたりして、抵抗力の弱っている人がたくさんいます。病原微生物にとってみれば、これは増殖するためのチャンスです。日和見感染を起こしやすい人がたくさんいるのが病院です。

　また、病院では複数の患者さんが同じ部屋で生活していることが多いため、1人が感染症を起こすと、すぐに同じ部屋にいる人に感染します。このように、病院では集団感染を起こしやすい環境が整っています。

市中感染と院内感染

　病院の外で起こった感染症を**市中感染**といいます。なぜ、院内感染と市中感染を分けて考えるのでしょうか。それは、原因となる微生物が大きく異なるからです。市中感染では、マイコプラズマや肺炎球菌、インフルエンザ菌などが原因となりやすくなります。

　一方、院内感染では緑膿菌などが問題になりやすいのですが、日常生活を送っている健常人が緑膿菌による感染症を引き起こすのはまれです。このような違いがあるため、両者を区別することが感染症の診断では重要です。

　また、大腸菌や黄色ブドウ球菌など、院内と院外のどちらでも見付かる菌がいます。これらの微生物が発見された場合、検出されるのが院内か院外かによって対応が大きく異なります。院内感染の場合、多くの患者さんに抗菌薬が投与されています。こうした厳しい環境で生き延びた細菌は、抗菌薬に対して耐性を持っている可能性が高く、そのため、院内感染の治療は困難になりやすくなります。

院内感染が起こる様子

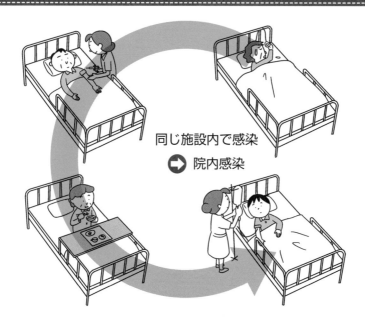

同じ施設内で感染

➡ 院内感染

市中感染と院内感染の原因菌

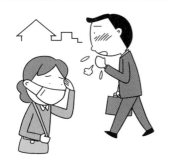

病院の外で起こった感染症

➡ 市中感染

マイコプラズマ
肺炎球菌
インフルエンザ菌　など

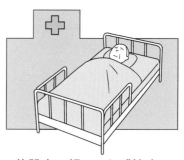

施設内で起こった感染症

➡ 院内感染

緑膿菌
セラチア菌　など

原因菌による薬の選択

薬を使用するとき、多くは経験的に使用します。例えば、咳が出ている場合は根本的な原因がわからなくても、咳止めや痰切りの薬を経験的に使用します。これで症状が治まれば、あとは自然治癒力に任せて見守ります。もし症状が改善しなければ、やはり経験的に他の薬を試して症状の経過を観察します。

しかし、細菌感染症の場合は「病原微生物」という明らかな原因が存在します。そのため、本来は経験的に抗菌薬を使用する必要はありません。グラム染色などを駆使して、病気を引き起こしている細菌を特定すれば、その細菌に効果を有する薬を使用すればよいからです。

ただ、実際には感染症も経験的に治療される場合がほとんどです。これは、細菌に多くの種類があることが関係しています。感染症による症状であると予想で

きた場合でも、どの細菌が原因なのかわかりにくいのです。また、検査を実施するには技術も必要ですし、結果が出るまでに時間もかかります。

こうしたことから、原因菌を探る過程を省く傾向にあります。その代わり、「あらゆる細菌に対して効果を有する抗菌薬」が多用されるようになります。

ただ、このような考え方で抗菌薬が使用されると、耐性菌の出現など、不都合なことが頻発します。そこで、グラム染色や細菌の特徴を見極める知識を取り入れなければいけません。原因菌がわかれば、自信を持って薬を選択できるようになり、患者さんの利益に大きく貢献できます。根本治療が可能な抗菌薬だからこそ、経験的な治療から脱却することができます。

抗菌薬・抗ウイルス薬を理解するポイント

抗菌薬の歴史で最も重要な物質はペニシリンです。ペニシリンの開発がきっかけとなり、そこから抗菌薬が発展するようになりました。

ペニシリンの歴史や作用メカニズムを学べば、そこから他の種類の抗菌薬が、どのように働くのかについて理解できるようになります。さらに、「細菌だけに毒性を示すには」「抗菌薬は β -ラクタムとそれ以外に分類できる」など、薬を学ぶときの重要な考え方がわかるようになります。

本章では、抗菌薬・抗ウイルス薬の歴史から作用機序にまで言及していきます。

3-1 抗菌とは

そもそも、抗菌とは何でしょうか。ここでは、言葉の考え方を学びます。

POINT
- 殺菌は菌が残ってもよく、滅菌ではすべての微生物を死滅させる。
- 抗菌は細菌の増殖を抑え、消毒は微生物を無毒化させる。

殺菌と滅菌の違い

感染症の予防をするとき、様々な言葉が使われます。その中でも、「殺菌」「滅菌」「抗菌」「消毒」の区別はつきにくいものです。

殺菌とは、特定の微生物を殺すことを指します。微生物の数を減らすため、全体のうち99％を殺して1％が残ったとしても殺菌したといえます。また、微生物には多くの種類があります。このうち、どれか1種類だけでも数を減らせば殺菌です。

たとえ殺菌したとしても、すべての微生物がいなくなったわけではありません。つまり、「殺菌＝安全」ではないのです。

一方、**滅菌**は「あらゆる微生物の存在を死滅させる」ことを意味します。殺菌のように、ただ細菌を殺せばよいわけではありません。滅菌では微生物をほぼゼロの状態にします。なお、手術器具や注射器などは滅菌されていなければいけません。これは、感染リスクを最小限に抑えるためです。

抗菌と消毒の違い

細菌の増殖を抑制することを、**抗菌**といいます。世の中にある「抗菌グッズ」というのは、「菌が住みにくい環境にしている」だけです。そのため、抗菌加工の商品を使用しても、殺菌処理などは行わなければいけません。ただ、「抗菌」とありますが、抗菌薬には「細菌を殺す働きをする作用」も含まれています。

最後に、有害な作用をする微生物を無毒化することを**消毒**といいます。微生物を殺すこと以外に、能力をなくさせることでも無毒化を実現できます。毒性を示さないよう、細菌の活動を弱めることが消毒なのです。

殺菌と滅菌の考え方

◉ 殺菌

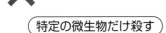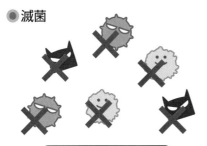

特定の微生物だけ殺す

◉ 滅菌

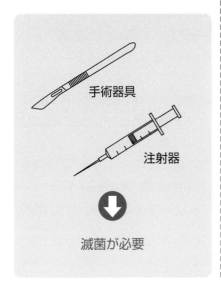

あらゆる微生物を殺す

手術器具

注射器

滅菌が必要

抗菌と消毒の考え方

◉ 抗菌

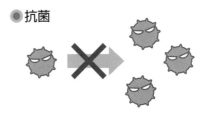

微生物の増殖を防ぐ

◉ 消毒

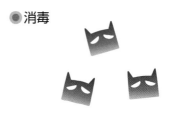

微生物を無力化する

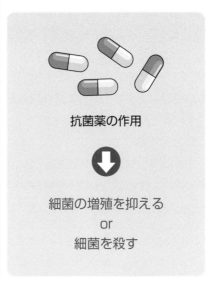

抗菌薬の作用

細菌の増殖を抑える
or
細菌を殺す

第3章 抗菌薬・抗ウイルス薬を理解するポイント

抗菌薬の歴史

抗菌薬の初期に考えられた「魔法の弾薬」という考えは、現在でも使われています。

Point
- 世界初の抗菌薬は、梅毒の治療薬である。
- サルバルサン以降、多くの抗菌薬が開発されていった。

世界初の抗菌薬サルバルサン

抗菌薬の歴史は20世紀初頭から始まります。ドイツのエーリッヒは、「微生物だけに毒性を示す物質を開発すれば、感染症を治療できる」という選択毒性の概念を導入しました。当時、このような作用をする物質を**魔法の弾丸**と称していました。

1910年に彼は日本の秦佐八郎と共に、梅毒に有効な**サルバルサン**という物質を見いだしました。世界初の抗菌薬の誕生です。

ただ、サルバルサンは毒性の強いヒ素を含む化合物です。副作用が強いため、現在はサルバルサンを臨床現場で使用することはありません。

抗菌薬の開発

次に開発された抗菌薬は、**サルファ薬**と呼ばれる医薬品です。1932年、ドイツのドーマクにより、赤色の色素であるプロントジルがレンサ球菌に対して有効であることが発見されました。偶然、ドーマクの娘は治療困難な感染症に陥りましたが、プロントジルの投与によって完治したといいます。プロントジルのような構造を持つ薬はサルファ薬と名付けられ、現在では多くのサルファ薬が開発されています。

その後、1942年には抗生物質ペニシリンが実用化されるようになりました。第二次世界大戦のとき、ペニシリンは多くの兵士の命を救いました。

1943年には、世界中で問題となっていた「結核」に対する抗生物質が発見されました。これを、**ストレプトマイシン**といいます。この薬が実用化されてからは、結核への罹患率*や死亡率は大幅に減少しました。以後、多くの抗菌薬が開発・実用化されています。

＊**罹患率**　疾病の発症頻度を表す指標のこと。

魔法の弾丸から考え出された抗菌薬

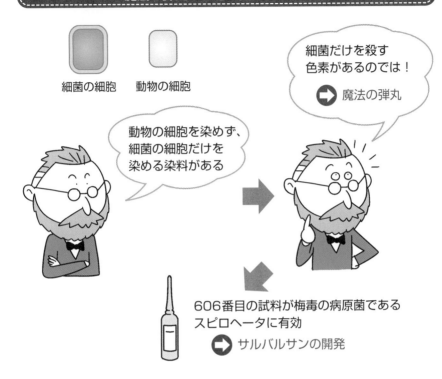

細菌の細胞　　動物の細胞

動物の細胞を染めず、細菌の細胞だけを染める染料がある

細菌だけを殺す色素があるのでは！

➡ 魔法の弾丸

606番目の試料が梅毒の病原菌であるスピロヘータに有効

➡ サルバルサンの開発

初期の抗菌薬開発

年	抗菌薬
1910年	梅毒の治療薬「サルバルサン」を発見
1932年	サルファ薬「プロントジル」を発見
1942年	ペニシリン系抗生物質「ベンジルペニシリン」を実用化
1943年	結核治療薬「ストレプトマイシン」を開発
1948年	テトラサイクリン系抗生物質「クロルテトラサイクリン」を開発
1949年	クロラムフェニコール系抗菌薬「クロラムフェニコール」を開発 アミノグリコシド系抗生物質「ネオマイシン」を開発
1952年	マクロライド系抗生物質「エリスロマイシン」を開発

3-3 ペニシリンの発見と貢献

抗菌薬の発展はペニシリンの発見から始まります。

Point
- ●ペニシリンはアオカビから偶然発見された。
- ●平均寿命や死亡率の改善にペニシリンが大きく貢献している。

抗生物質ペニシリンの発見

現代医学の発展に革命をもたらした物質として、**ペニシリン**が知られています。1928年、イギリスのフレミングによってペニシリンが発見されました。

アオカビから始まるペニシリンの話は有名です。フレミングは当時、実験のためにブドウ球菌を培養していました。このとき、偶然にも培養している中にアオカビが混入していました。この様子を注意深く観察していて、彼は「アオカビの周辺では菌が育たない」ことに気が付きます。そこで、アオカビがつくる物質をペニシリンと名付け、精製しようと試みました。しかし、彼は精製できずに研究を断念します。

その後、1940年にフローリーとチェーンがペニシリンの精製に成功しました。そこから実用化・大量生産が行われるようになり、それまでは治療できなかった感染症を根治できるようになりました。

ペニシリンの貢献

ペニシリンが発見されてからというもの、肺炎や梅毒、敗血症などの治療法は劇的に変わりました。

戦前では、日本人の平均寿命は40歳代です。これが戦後になると、一気に平均寿命が高くなります。1950年には、日本の平均寿命は60歳前後にまでなります。これには、栄養状態や環境の改善があっただけでなく、ペニシリンなどの抗菌薬が普及したことも大きな要因です。

ペニシリンの発見によって死亡率は大幅に低下し、感染症を恐れなくてもよくなりました。副作用もそれまでの抗菌薬に比べて少なく、ペニシリンはエーリッヒの求めていた「魔法の弾丸」であるといえるでしょう。

アオカビによるブドウ球菌の抑制

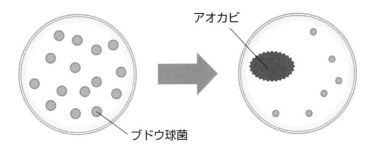

アオカビ

ブドウ球菌

寿命中位数と平均寿命の年次推移

第二次世界大戦終了（1945年）くらいまでは、人生は50年

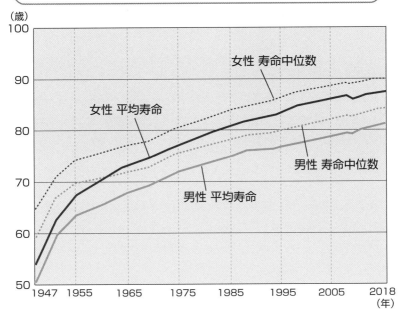

注：1) 2010年以前および2015年は完全生命表による。
　　2) 1970年以前は、沖縄県を除く値である。

● ペニシリン以降は新たな抗生物質が発見され、改良されていった。
● 現在では、肺炎による死亡率が増えている。

抗生物質の発見と改良

ペニシリンが発見されてから、多くの抗生物質が開発されるようになりました。カビや放線菌などから新しい抗生物質を探す研究が始まったのです。そこから、ストレプトマイシン、テトラサイクリン、セファロスポリン、エリスロマイシンなどの様々な抗生物質が発見されます。

また、ペニシリンなどの抗生物質を人工的に改良する試みも行われました。例えば、ペニシリンは酸に弱いため、口から服用しても胃酸によって分解されます。これを避けるため、ペニシリンの構造を人工的に少し変えることで、酸によって分解されない抗生物質を開発していきます。

また、構造式を変えて改良を行うと、耐性菌に対しての効力が復活することもあります。それまで効かなかった細菌へ効果を示すこともあり、改良によって新たな抗生物質を創出することも重要です。

死亡率の高い肺炎

かつて、死因の第1位は結核でした。しかし、抗生物質の開発により、結核による死亡率は戦後に激減するようになりました。これは、抗結核薬の開発による影響が大きいといえます。それと同時に、肺炎による死亡率も大幅に減少しました。肺炎も細菌などによって起こる感染症の1つです。

しかし、肺炎による死亡率が1980年代から少しずつ上昇していることが、次ページの図からわかります。2011年には、脳血管疾患に代わって肺炎による死亡率が第3位になっています。このことからも、細菌感染症が現在でも問題となっていることが読み取れます。

ペニシリン系抗生物質の開発

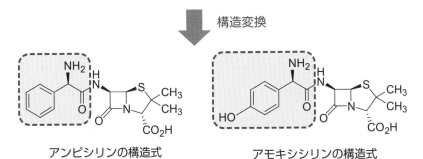

ペニシリンGの構造式

構造変換

アンピシリンの構造式　　　　　　　　　アモキシシリンの構造式

日本での死因別疾患と死亡率の推移

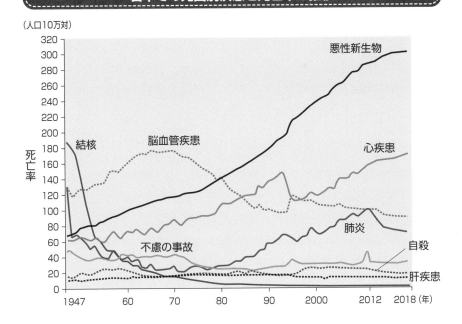

PoiNT
- 高齢者であるほど、誤嚥性肺炎が問題となりやすい。
- 誤嚥性肺炎の予防には口腔ケアが重要である。

誤嚥性肺炎とは

　日本では、肺炎による死亡率が高いです。肺炎死亡者の9割以上が65歳以上の高齢者です。その中でも、高齢者で起こる肺炎のうち、誤嚥性肺炎が約7割を占めるといわれています。

　誤嚥とは、食物や唾液などが誤って気管や肺の中に流れ込むことです。唾液の中に細菌が存在すると、これが肺にまで到達して炎症を引き起こすことがあります。これを**誤嚥性肺炎**といいます。

　通常、食べ物や唾液が気管に入ることはありません。異物が気管に侵入したとき、咳を起こすことで異物を吐き出します。これを**咳反射**といいます。しかし、高齢者では食べ物を飲み込む機能が弱っています。また、咳反射が弱くなり、異物がそのまま気管内に入ってきます。

　このように高齢者は食物や唾液などが肺の中へ流れ込みやすく、しかも抵抗力が弱っているために誤嚥性肺炎を起こしやすいのです。

誤嚥性肺炎の予防

　誤嚥性肺炎は治療が難しく、死亡率は高いといえます。そこで、肺炎球菌ワクチンの接種や栄養状態の改善、そして口腔内のケアなどによって予防することが重要です。特に口腔内ケアは大切です。口の中に食べカスや痰などが残っていると、細菌が繁殖しやすくなります。これは、誤嚥性肺炎のリスクを高めることになります。そこで口腔内の汚れを取り除き、口の中の衛生状態を保ちます。

　口腔ケアは、口の中の細菌を減らすだけではありません。食物を飲み込む機能を改善し、肺炎の罹患率や死亡率を減少させることも知られています。

高齢者による誤嚥性肺炎

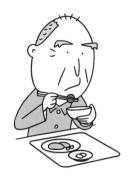

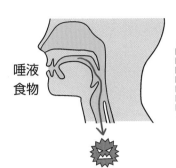

唾液
食物

咳反射の低下

抵抗力の低下

誤嚥性肺炎の予防

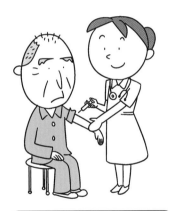

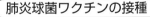

肺炎球菌ワクチンの接種

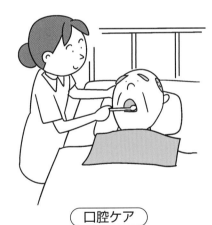

口腔ケア

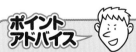

特定の細菌だけを狙い撃ちする薬

抗菌薬の使用時は、「あらゆる細菌に効果を示す抗菌薬」を長い間使い続けてはいけません。原因菌を特定したのであれば、「特定の細菌だけを狙い撃ちする薬」へ変える必要があります。これにより、耐性菌リスクを減らしながら副作用を減らすことができます。

3-6 細菌だけに毒性を示す

どのようにすれば細菌に対してのみ毒性を示せるのか、そのメカニズムを確認していきます。

Point
- 細菌の特徴的な機構に作用すれば、抗菌作用を得ることができる。
- 細菌の構造を見極めて選択性を高めれば、選択毒性を示すようになる。

細菌だけに特有の構造を阻害する

選択毒性とは、「ヒトには毒性を与えないものの、細菌には毒性を示すこと」を指します。どのようなメカニズムで選択毒性を出すかというと、これはヒトと細菌の構造上の違いを利用します。

例えば、細菌には細胞壁があります。細胞壁がなければ、細菌は生きていくことができません。一方、ヒトには細胞壁がありません。そこで、細胞壁の合成を阻害する薬を投与すれば、細菌だけを死滅させることができます。細菌にしか存在しない構造や機能を狙い撃ちするのです。

ヒトと細菌の違いを見極める

ヒトと細菌のどちらにも同じように存在する器官であっても、よく観察すると違いが見付かります。このわずかな違いを見極めて、細菌だけに毒性を与えることもできます。

例えば、タンパク質を合成するための器官として**リボソーム**が知られています。ヒトと細菌のリボソームでは、その形が異なっています。この違いを利用して、細菌のリボソームだけ阻害する薬を投与します。すると、細菌に対して選択的に毒性を示すことができます。

ほかにも、DNAの合成に作用することでも選択毒性が可能です。DNA合成を行う酵素はヒトにも細菌にも存在しますが、酵素の形が異なります。そこで、細菌のDNA合成酵素だけを阻害すれば、細菌を殺すことができます。

このようにして、選択毒性が現れます。抗菌薬が作用するときは、「ヒトと細菌にどのような違いがあるのか」を必ず見極める必要があります。

細菌の特徴的な機構：細胞壁

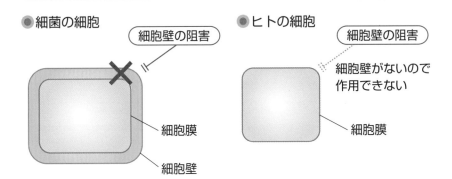

●細菌の細胞

細胞壁の阻害

細胞膜

細胞壁

●ヒトの細胞

細胞壁の阻害

細胞壁がないので
作用できない

細胞膜

細菌と構造が違う機構：リボソーム、DNA合成酵素

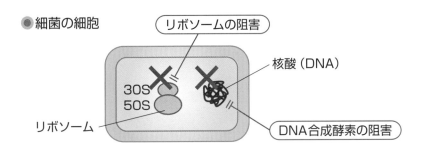

●細菌の細胞

リボソームの阻害

核酸（DNA）

30S
50S

リボソーム

DNA合成酵素の阻害

●ヒトの細胞

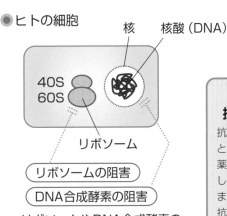

核　核酸（DNA）

40S
60S

リボソーム

リボソームの阻害

DNA合成酵素の阻害

リボソームやDNA合成酵素の
形が異なるので作用できない

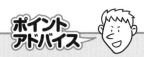

ポイント
アドバイス

抗菌薬が感染症の発症に関わる

抗菌薬の投与によって感染症を誘発することがあります。その1つが**菌交代症**です。薬によってよい働きをする腸内細菌が死滅し、悪影響を及ぼす微生物が増殖を開始します。これにより、腸炎などが起こります。抗菌薬が感染症の発症に関わることを考慮します。

3-7 抗菌薬の「強さ」とは何か

抗菌薬に強さの概念は存在しません。

Point
- 活性とは、抗菌薬が微生物を殺す強さを意味する。
- スペクトルとは、どれだけ多くの細菌に作用するかを意味する。

抗菌薬は「活性」と「スペクトル」で考える

抗菌薬では、しばしば「作用が強い、弱い」「切れ味が鋭い、悪い」という言葉が使われます。しかし、抗菌薬にそのような概念は存在せず、これだけでは何を表しているのかわかりません。

試験管レベルでは、抗菌薬は「活性が強い、弱い」「スペクトルが広い、狭い」で表現されます。抗菌薬での活性とは、「微生物を殺す強さ」と考えてください。**活性**が強い抗菌薬ほど、微生物に対して強く作用します。

また、**スペクトル**とは、「どれだけ多くの細菌に作用するか」を示します。例えば、黄色ブドウ球菌に作用する薬であっても、大腸菌に効かないことがあります。細菌の種類が違えば、有効な抗菌薬も異なります。そこで、抗菌薬ごとのスペクトルを見極める必要があります。スペクトルが広ければ、1つの薬で多くの細菌に作用することができます。

なお、活性の強さとスペクトルの広さは関係ありません。スペクトルは狭いけれど、活性は強い、という抗菌薬もたくさんあります。

抗菌薬は臨床での評価も重要になる

試験管レベルの話だけでなく、臨床の言葉で言い表すことがあります。臨床では、「臓器への移行性がよい、悪い」「死亡率が上がった、下がった」などの言葉が使われます。

いくら活性の強い抗菌薬であっても、細菌が巣食っている臓器に到達しなければ効果はありません。また、薬を使用して死亡率を下げられなければ、治療の意味がありません。このような考え方によって抗菌薬を使用していきます。

抗菌活性とスペクトルの関係性

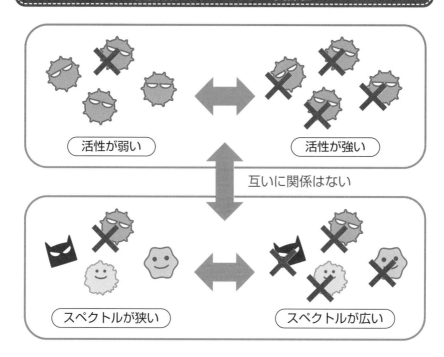

活性が弱い　←→　活性が強い

互いに関係はない

スペクトルが狭い　←→　スペクトルが広い

臨床での評価

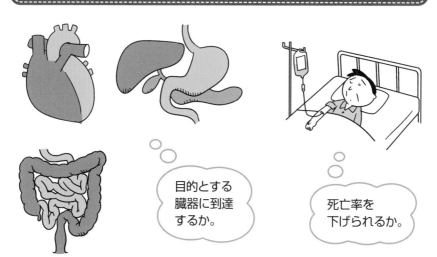

目的とする
臓器に到達
するか。

死亡率を
下げられるか。

Point
- 抗菌薬によって、腸内細菌の分布が乱されることがある。
- 広域スペクトルの抗菌薬は、菌交代症のリスクとなる。

菌交代症のメカニズム

抗菌薬にはスペクトルが存在します。抗菌薬の種類が異なれば、殺すことのできる細菌の種類も違ってきます。

抗菌薬を服用して病気を引き起こしている細菌だけを退治できればいいですが、現実には難しいです。ターゲット以外の、腸内に住み着いている他の菌に対しても作用してしまいます。

それまで優位にあった腸内細菌が死滅すると、他の細菌がそれに取って代わるかたちで増殖を始めます。その結果、腸内細菌の優勢・劣性の分布図に変化が起こります。このとき増殖する細菌が体にとって無害であればよいのですが、悪い作用をする細菌であれば病気が引き起こされます。このような現象を**菌交代症**といいます。

菌交代症は広いスペクトルを持つ抗菌薬で起こりやすく、これはあらゆる細菌に対してランダムに作用するため、腸内細菌の分布が崩れやすくなるからです。

原因の特定が難しい感染症に対して、広い抗菌スペクトルの抗菌薬は有効です。ただ、そのような使用法は新たな感染症を引き起こすリスクもあるのです。

抗菌薬によって下痢を生じる理由

薬である以上は、抗菌薬にも副作用があります。その中でも、下痢が抗菌薬の副作用として知られています。これは、抗菌薬によって腸内細菌の分布が乱されるために起こると考えられています。

ちなみに、お腹の調子を整えるためにビフィズス菌（腸内細菌の一種）を服用することがあります。抗菌薬と一緒にビフィズス菌を飲む場合、「抗菌薬に対して耐性を持っているビフィズス菌」を使用します。

菌交代症のメカニズム

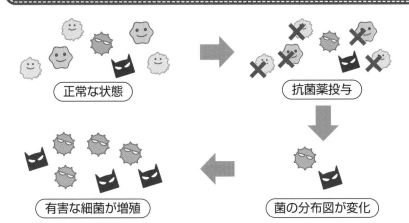

正常な状態　　　抗菌薬投与

有害な細菌が増殖　　　菌の分布図が変化

広域抗菌薬による腸内細菌の乱れ

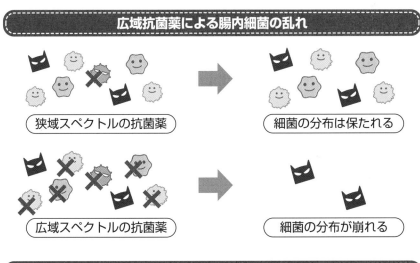

狭域スペクトルの抗菌薬　　　細菌の分布は保たれる

広域スペクトルの抗菌薬　　　細菌の分布が崩れる

整腸剤の作用機序

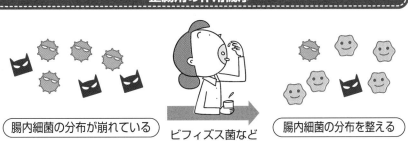

腸内細菌の分布が崩れている　ビフィズス菌など　腸内細菌の分布を整える

3-9 最初に学ぶ抗菌薬

抗菌薬は種類が多く、理解に苦労します。そこで、最初はβ-ラクタム系抗生物質から学ぶと効率的です。

POINT
- β-ラクタム系抗生物質とそれ以外で考える。
- β-ラクタム環がβ-ラクタム系抗生物質の抗菌作用を担っている。

β-ラクタム系抗生物質

感染症は他の疾患と比べて薬（抗菌薬）の種類が多く、原因となる微生物の数も多岐にわたります。このようなこともあり、多くの人が抗菌薬の学習を苦手としています。そこで、抗菌薬を理解するときは「β-ラクタム系抗生物質」と「それ以外の抗菌薬」に分けて考えてみましょう。

β-ラクタム系抗生物質の使い分けができれば、ひとまずは何とかなります。β-ラクタム系抗生物質は、ペニシリン系抗生物質、セフェム系抗生物質、カルバペネム系抗生物質の3つに分けることができます。あとは必要に応じて、重要となる「それ以外の抗菌薬」を理解していきます。

β-ラクタムとは

β-ラクタムとは、β-ラクタム環と呼ばれる構造を指します。β-ラクタム環を有する抗菌薬がβ-ラクタム系抗生物質なのです。

フレミングが発見した抗生物質ペニシリンは、β-ラクタム系抗生物質に分類されます。ペニシリンが発見された当初、ペニシリンはペニシリンFやペニシリンGなど多くの混合物でした。そこからペニシリンG（ベンジルペニシリン）だけを抽出したのが、いまのペニシリンと呼ばれているものです。

ペニシリンGの構造を見ると、四角形の構造をしていることがわかります。この特徴的な構造がβ-ラクタム環で、抗菌作用を示す本体です。つまり、β-ラクタム環がなければ、これらの薬は抗菌作用を示すことができません。ペニシリンは口から服用しても効果はありませんが、これは胃酸によってβ-ラクタム環が分解されるからです。

抗菌薬の大まかな分類

● β-ラクタム系抗生物質

ペニシリン系抗生物質

セフェム系抗生物質

カルバペネム系抗生物質

など

● それ以外の抗菌薬

マクロライド系抗生物質

アミノグリコシド系抗生物質

ニューキノロン系抗菌薬

など

ペニシリンGの構造式

β-ラクタム環

β-ラクタム環を有する抗菌薬

↓

β-ラクタム系抗生物質

β-ラクタム環は、
抗菌作用を示す
本体となる。

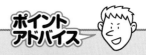

原因菌を特定する

現在の抗菌薬は、「耐性菌の発生をいかにして抑えるか」が重要視されています。ただし、現実には原因菌を特定せず、「幅広い細菌へ効果を示す抗菌薬」が投与されます。しかしこれでは、耐性菌発生のリスクが高まります。有用な抗菌薬を将来に残すために「原因菌は何か」「どの薬を使用すべきか」を考慮する必要があります。

Point
- β-ラクタム系はペニシリン結合タンパク質（PBP）に作用する。
- グリコペプチド系は「D-アラニル-D-アラニン」に作用する。

β-ラクタム系抗生物質の作用機序[*]

細胞壁があるからこそ、細菌はその形を保つことができます。もし細胞壁がなければ、外から水が侵入してきて細菌は破裂・溶解してしまいます。一方、ヒトの細胞には細胞壁が存在しません。この違いに着目し、細胞壁の合成を阻害することで殺菌作用を示す薬が**β-ラクタム系抗生物質**です。

細胞壁の主成分は**ペプチドグリカン**と呼ばれる物質です。ペプチドグリカンは酵素によって合成されますが、この中でも**ペニシリン結合タンパク質**（PBP）と呼ばれる酵素群が重要な働きを示します。

PBPが働けなくなると、細菌は細胞壁を合成することができません。β-ラクタム系抗生物質はPBPに結合する性質があり、これによってPBPの機能を阻害します。その結果、細菌が死滅していきます。

なお、中には細胞壁を持っていない細菌が存在します。このような細菌に**マイコプラズマ**が知られています。β-ラクタム系抗生物質は、細胞壁を持たないマイコプラズマに対しては効果がありません。

グリコペプチド系抗生物質の作用機序

細胞壁に作用するものの、β-ラクタム系抗生物質とは異なる作用点に働く抗生物質として**グリコペプチド系抗生物質**があります。

ペプチドグリカンが合成されるとき、その前にペプチドグリカン前駆体がつくられます。この物質には**D-アラニル-D-アラニン**と呼ばれる部位が存在します。ここにグリコペプチド系抗生物質が結合します。その結果、ペプチドグリカンの合成が阻害されるため、細胞壁をつくれなくなって細菌は死滅します。

---

[*]**作用機序** 薬剤がその効果を発揮するための特異な仕組み。

β-ラクタム系抗生物質による細胞壁の合成阻害

- ● ヒトの細胞には細胞壁が存在しない
  - ➡ 選択毒性が可能

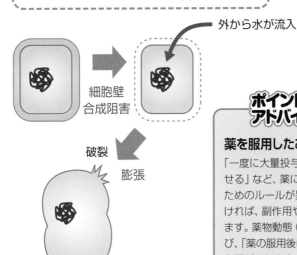

細胞壁
合成阻害

外から水が流入

破裂

膨張

ポイント アドバイス

薬を服用したあとの挙動を予測する

「一度に大量投与する」「血中濃度を維持させる」など、薬によって適切な効果を得るためのルールが異なります。これを守らなければ、副作用や耐性菌のリスクが増大します。薬物動態（PK）や薬力学（PD）を学び、「薬の服用後に起こる挙動」を予測する必要があります。

β-ラクタム系とグリコペプチド系の作用点

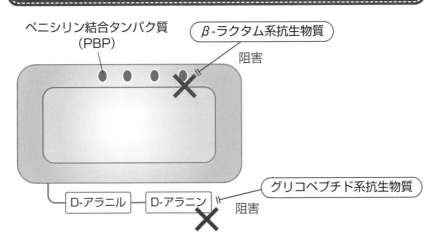

ペニシリン結合タンパク質
（PBP）

β-ラクタム系抗生物質

阻害

D-アラニル ― D-アラニン

グリコペプチド系抗生物質

阻害

第3章　抗菌薬・抗ウイルス薬を理解するポイント

3-11 抗菌薬の作用機序（2）

ニューキノロン系抗菌薬とST合剤の作用機序を学びます。

Point
- ●ニューキノロン系は、トポイソメラーゼを阻害する。
- ● ST合剤は、葉酸合成系を阻害する。

ニューキノロン系抗菌薬の作用機序

DNAには、あらゆる生命情報が刻まれています。生命活動を行うにしても、その都度DNAを解読していく必要があります。つまり、DNAがなければ、生命活動ができません。そこで、細菌が分裂して増殖するときにもDNAを複製します。

ただ、DNAは2重らせん構造をしており、ねじれています。そのままの状態ではDNAに刻まれている情報を正確に読み取ることができません。そこで、いったんDNAを切断し、ねじれを解消させたあとに結合させる作業が必要です。このような作用をする酵素を**トポイソメラーゼ**といいます。

細菌には何種類かのトポイソメラーゼがあります。その中でも、ニューキノロン系はトポイソメラーゼII（別名、DNAジャイレース）とトポイソメラーゼIVに対して阻害作用を示します。トポイソメラーゼを阻害すると、DNAのねじれを解消できなくなります。その結果、細菌はDNAの複製が阻害されます。

ST合剤の作用機序

スルファメトキサゾール（サルファ薬の一種）とトリメトプリムを合わせた薬が**ST合剤**です。2つの薬を組み合わせることにより、その作用は増強します。両者の共通点は「葉酸を合成する経路を阻害すること」にあります。

DNAを複製するためには、そのための材料が必要です。この材料の1つに葉酸の活性体（テトラヒドロ葉酸）があります。スルファメトキサゾールとトリメトプリムは、異なる部分で葉酸の合成を阻害します。

細菌は葉酸を外部から取り込まず、自らつくります。これを**葉酸合成系**といいます。ヒトには葉酸合成系がないため、細菌だけに毒性を示すことができます。

ニューキノロン系の作用点

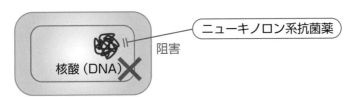

ニューキノロン系抗菌薬

核酸（DNA）　阻害

DNA合成阻害のメカニズム

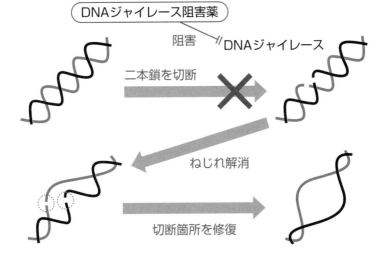

DNAジャイレース阻害薬

阻害　DNAジャイレース

二本鎖を切断

ねじれ解消

切断箇所を修復

ST合剤によるDNAの合成阻害

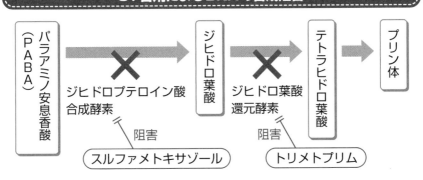

パラアミノ安息香酸（PABA）　→　ジヒドロ葉酸　→　テトラヒドロ葉酸　→　プリン体

ジヒドロプテロイン酸合成酵素

ジヒドロ葉酸還元酵素

阻害　スルファメトキサゾール

阻害　トリメトプリム

抗菌薬の作用機序（3）

リボソームに作用する抗菌薬の作用機序を学びます。

Point
- 30Sや50Sに作用することで抗菌作用を示す。
- リボソームに作用するにしても、種類によって細かい作用点が異なる。

🔵 30Sリボソームに作用する薬

　私たちの体の中で、最も多い成分は水です。水分は体内の約60〜70%を占めています。次に多いのはタンパク質です。タンパク質はアミノ酸がいくつも連なった構造をしており、体内の約15〜20%を占めています。皮膚や髪の毛もタンパク質で構成されていることから、生きていくために必須です。

　タンパク質の合成を行っている器官として、**リボソーム**が知られています。リボソームは2つの部位に分けることができます。第2章で述べたとおり、ヒトと細菌ではリボソームの形が異なります。ヒトのリボソームは40Sと60Sから構成されています。一方、細菌のリボソームは30Sと50Sです。

　そこで、30Sリボソームの働きを阻害すれば、細菌の働きを抑制することができます。30Sリボソームに作用して抗菌作用を示す薬としては、アミノグリコシド系、テトラサイクリン系が知られています。アミノグリコシド系はタンパク質合成の初期に作用します。また、テトラサイクリン系はタンパク質にアミノ酸が連なっていく過程を阻害します。

🔵 50Sリボソームに作用する薬

　リボソームを構築する50Sリボソームに作用することによっても、抗菌作用を得ることができます。50Sリボソームに作用して抗菌作用を示す薬には、マクロライド系、オキサゾリジノン系があります。

　マクロライド系はタンパク質にアミノ酸が連なる過程を阻害します。また、オキサゾリジノン系は50Sと30Sが結合する過程を抑制し、タンパク質合成の初期を抑えます。

リボソームとタンパク質の関係

 リボソームの役割 タンパク質の生成

タンパク質で構成されているもの

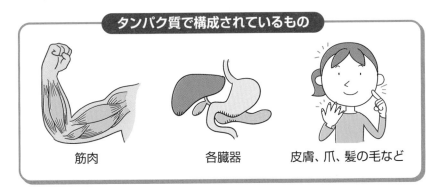

筋肉　　　　　　各臓器　　　　皮膚、爪、髪の毛など

リボソームに作用する薬の作用点

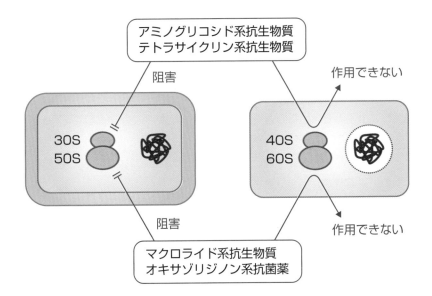

アミノグリコシド系抗生物質
テトラサイクリン系抗生物質

阻害

作用できない

30S
50S

40S
60S

阻害

作用できない

マクロライド系抗生物質
オキサゾリジノン系抗菌薬

抗菌薬を分類する殺菌性と静菌性

細菌を「殺す」ことで作用する薬と「増殖を止める」ことで作用する薬に分かれます。

PoINT
- 一般的に細胞壁への作用は殺菌性、タンパク質への作用は静菌性になる。
- 殺菌性と静菌性の区別に臨床的な意味はそこまでない。

殺菌性と静菌性

　抗菌薬には、殺菌性と静菌性の2種類があります。殺菌性の抗菌薬は、細菌を殺すことで作用します。一方、静菌性の抗菌薬は、細菌の増殖を止めるように働きます。

　両者の違いは、作用メカニズムを見れば予測できます。細胞壁に作用する抗菌薬は、殺菌性であることが多いです。β-ラクタム系は**殺菌性抗菌薬**です。

　一方、タンパク質合成に作用する抗菌薬は静菌性であることが多いです。マクロライド系やテトラサイクリン系は**静菌性抗菌薬**です。ただ、例外もあるため、あくまでも一般的な傾向です。

殺菌性と静菌性を分類する意味

　ふつうに考えると、細菌を「殺す」作用を有する抗菌薬のほうが強い効き目を有しているように思います。しかし、実際はそのようなことはなく、静菌性の抗菌薬でも強力な作用が得られます。これには、免疫の働きが大きく関与しています。

　静菌性の抗菌薬で微生物の増殖を止めれば、あとは免疫が退治してくれます。激しく増殖を繰り返している細菌の動きをストップできれば、それで十分といえます。また、殺菌作用を示すMBCという指標はあるものの、これはほとんど使われません。なぜなら、臨床的にあまり意味がないからです。

　抗菌薬の働きは、人間に備わっている免疫力を補う程度だと考えなければいけません。基本的に殺菌性と静菌性を区別して使用する意味はそこまでありません。なお、HIVや免疫抑制剤などによって免疫機能が低下している患者さんでは、いくら抗菌薬を投与しても改善しないことがあります。

殺菌性と静菌性の違い

● 殺菌性の抗菌薬

➡ 細菌を殺す

● 静菌性の抗菌薬

➡ 細菌の増殖を抑える

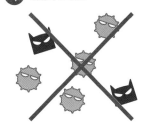
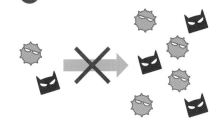

第3章　抗菌薬・抗ウイルス薬を理解するポイント

作用機序の違いから考える抗菌薬の性質

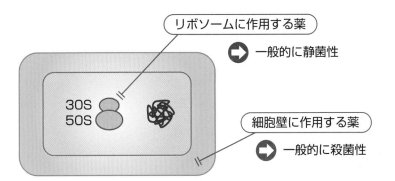

リボソームに作用する薬

➡ 一般的に静菌性

30S
50S

細胞壁に作用する薬

➡ 一般的に殺菌性

静菌性抗菌薬が強力な作用を示す理由

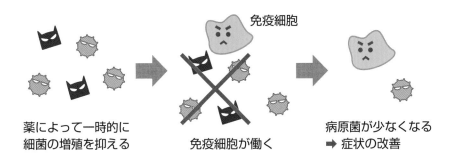

免疫細胞

薬によって一時的に
細菌の増殖を抑える

免疫細胞が働く

病原菌が少なくなる
➡ 症状の改善

3-14 抗ウイルスとは

ウイルスの感染を防ぐには、ウイルスを破壊することとウイルスを増やさないことが重要です。

Point
- エンベロープがあるウイルスは消毒薬が効きやすい。
- 多くの抗ウイルス薬は、ウイルスを新しくつくらせないように働く。

ウイルスを破壊する

ウイルスを破壊すれば、ウイルスが他の細胞を乗っ取ることができなくなり、感染力がなくなります。ウイルスの分類によって、破壊のしやすさが異なります。エンベロープを有するウイルスはアルコールなどの消毒薬によって破壊されやすいのですが、エンベロープのないウイルスは消毒薬が効きにくい傾向にあります。

また、冬場に流行するノロウイルスは、熱で破壊することができます。85～90℃で90秒以上加熱すると感染力がなくなるとされています。ウイルスによって異なりますが、98℃以上で15～20分間加熱（煮沸）することで、大部分のウイルスを破壊できると考えられています。

抗ウイルス薬はウイルスの増殖を抑える

現在、多くのウイルス感染症には、有効な抗ウイルス薬がありません。しかし、インフルエンザウイルス、ヘルペスウイルス、HIV、B型肝炎ウイルス、C型肝炎ウイルスには、抗ウイルス薬があります。

ウイルスは、他の細胞を乗っ取り、自分と同じウイルスを作成し増殖していきます。このとき多くのウイルスは、①細胞に侵入する、②遺伝子を放り出す、③ウイルスのコピー（遺伝子やタンパク質）をつくらせる、④細胞から出ていく、といった4ステップで増殖します。

抗ウイルス薬の多くは、この4ステップのどこかに作用します。例えば、②遺伝子を放出させない、③ウイルスのコピーをつくらせない、④細胞から出て行けないようにする、などです。このようにして、ウイルスの増殖を抑えます。

消毒薬でウイルスを破壊する

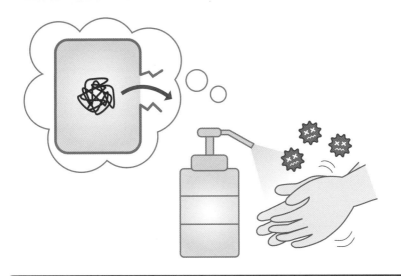

ウイルスの増殖のイメージ

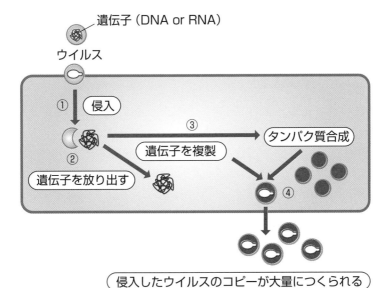

遺伝子 (DNA or RNA)

ウイルス

① 侵入

② 遺伝子を放り出す

③ → タンパク質合成

遺伝子を複製

④

侵入したウイルスのコピーが大量につくられる

参考：https://medicalcampus.jp/di/archives/111#i-5

抗ウイルス薬の歴史

1974年、アシクロビルが抗ウイルス薬の歴史に大きな変革をもたらしました。

Point
- 開発初期の抗ウイルス薬は毒性が強いものが多かった。
- アシクロビルは、特定のウイルスだけに作用するよう設計されている。

非特異的な抗ウイルス薬

1960年頃から、ウイルスを抑える物質が次々と報告され始めました。1959年に最初の抗ヘルペス薬であるイドクスウリジンが合成され、1964年には類似薬であるトリフルリジンが開発されました。しかし、これらの物質は毒性が強く、全身投与をすることができませんでした。

また、1964年には、アマンタジンやビダラビンに、抗ウイルス効果が認められました。アマンタジンは抗インフルエンザ薬としての適応が現在もあります。ビダラビンは全身投与が可能な最初の抗ヘルペス薬であり、現在も使用されています。

しかしながら、この時代に開発された抗ウイルス薬は、特定のウイルスだけに作用する「特異的なもの」ではありませんでした。

特異的な抗ウイルス薬

1960年から1970年前半にかけて、いくつかの抗ウイルス薬が開発されましたが、どれも大きな変革をもたらすものではありませんでした。

そんな中で1974年に、特定のウイルスを狙って作用するアシクロビルが開発されました。アシクロビルは、人の正常な細胞を傷付けることなく、狙ったウイルスだけに特異的に作用するように設計されています。この設計は、薬物療法における重要な原理の発見であり、開発者のガートルード・B・エリオンは1988年にノーベル生理学・医学賞を受賞しました。

抗ウイルス薬は、順調に発展してきたように見えますが、1993年にいわゆる「ソリブジン事件」が起こります。新薬の発売後1か月で、15名が併用による副作用で死亡に至ったという事件です。このソリブジン事件には多くの教訓があり、現在の医薬品の安全性確保につながっています。

抗ウイルス薬の特異性：特異的と非特異的の違い

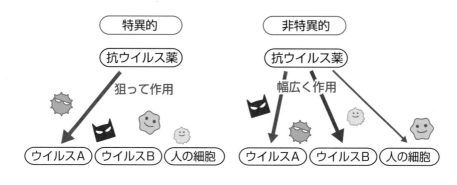

ソリブジン事件とその対応

> 医薬品を適正に使用するための「大きな教訓」をもたらしました。

1979年	ソリブジンが開発される（ヘルペスウイルスへの強力な抗ウイルス作用あり）。
1993年	商品名ユースビル錠として発売される。しかし、発売後1か月足らずで、フルオロウラシル系抗癌剤との併用で重篤な副作用が発生。発売後1年間に15人の死者を出し、販売は自主的に停止された。
1994年	医薬品安全性確保対策検討会が設置された。
1996年	薬事法改正により、治験・承認審査・市販後安全対策が強化された。
1997年	薬事行政組織が再編された（審査センター新設、医薬品機構における治験相談制度発定等）。
1999年	医薬品の承認申請が強化された。
2000年	新薬を対象に「市販直後調査制度」が新設された。

参考：http://jsv.umin.jp/journal/v55-1pdf/virus55-1_69-76.pdf
http://activir.jp/pc/aciclovir/index.html

第3章 抗菌薬・抗ウイルス薬を理解するポイント

3-16 抗インフルエンザ ウイルス薬の作用機序

インフルエンザウイルスの増殖過程と薬の作用を学びます。

POINT
- インフルエンザウイルスの増殖する過程（脱殻・複製・遊離）に薬が作用する。
- 抗インフルエンザウイルス薬は大きく4種類に分類される。

インフルエンザウイルスの増殖と薬

　インフルエンザウイルスは人の細胞に入り込んだあと、次の4つのステップで増殖していきます。①脱殻：ウイルスの遺伝子（RNA）を放出する、②複製：新たなウイルスのための新たな素材が合成される、③素材が合わさり新たなウイルスができる、④遊離：新たなウイルスが細胞の外に出ていく。

　この過程に着目し、インフルエンザウイルスを増殖させないようストップをかける薬が抗インフルエンザウイルス薬です。抗インフルエンザウイルス薬は大きくわけると4種類あり、①脱殻を抑える薬が1種類、②複製を抑える薬が2種類、④遊離を抑える薬が1種類です。現在、インフルエンザの治療や予防に使用されています。

薬の作用機序

　インフルエンザウイルスが脱殻できなければ、ウイルスは増殖できなくなります。脱殻に関与するM2タンパクを阻害し、増殖を抑える薬がM2タンパク阻害薬です。A型インフルエンザウイルスにのみ有効で、B型には無効です。

　また、新たなウイルスの素材が合成できなければ、新しいウイルスはつくられなくなります。キャップ依存性エンドヌクレアーゼ阻害薬、RNAポリメラーゼ阻害剤は、RNAなどの新たな素材の合成を阻害し、インフルエンザウイルスの増殖を抑制します。

　たとえ新たなウイルスができ上がったとしても、細胞の外に遊離できなければ、ウイルスは別の細胞へ拡散できません。この拡散をさせないことで、結果的にウイルスの増殖が抑えられます。インフルエンザウイルスの遊離に関与するノイラミニダーゼを阻害し、ウイルスの拡散・増殖を抑える薬がノイラミニダーゼ阻害薬です。A型／B型インフルエンザのどちらにも有効です。

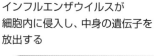

インフルエンザウイルス増殖の仕組み

インフルエンザウイルスが
細胞内に侵入し、中身の遺伝子を
放出する

新たなウイルスの素材が合成され、
新しいインフルエンザウイルスが
細胞外へ遊離する

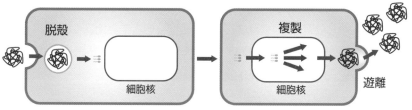

抗インフルエンザウイルス薬の作用点

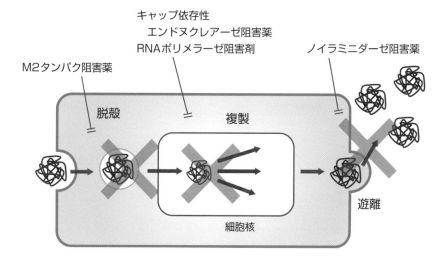

3-17 抗ヘルペスウイルス薬の作用機序

2種類の抗ヘルペスウイルス薬を学びます。

Point
- ●ヘリカーゼ・プライマーゼ阻害薬は初期段階に作用する。
- ●DNAポリメラーゼ阻害薬は、正常な細胞に影響を与えにくい。

◯ ヘリカーゼ・プライマーゼ阻害薬

　ヘルペスウイルスは人の細胞に入り込み、自身の遺伝子（DNA）を複製させ、増殖していきます。このとき、まずヘリカーゼ・プライマーゼ複合体によってDNAの2重らせん構造がほどかれます。次に、DNAポリメラーゼによって新たなDNAが複製されます。

　ヘリカーゼ・プライマーゼ複合体の働きが抑えられて、DNAの2重らせん構造がほどかれなければ、新たなウイルスは複製できません。このように、ヘリカーゼ・プライマーゼ複合体を阻害し、抗ヘルペスウイルス作用を示す薬が、ヘリカーゼ・プライマーゼ阻害薬です。

　ヘリカーゼ・プライマーゼ阻害薬は、ヘルペスウイルスのDNAが複製される初期の段階で作用します。

◯ DNAポリメラーゼ阻害薬

　DNAポリメラーゼは、新たなDNAを合成する酵素であり、ヘルペスウイルスが増殖するために必須です。DNAポリメラーゼが働けなくなると、新たなウイルスを複製できなくなります。このDNAポリメラーゼを阻害し、抗ヘルペスウイルス作用を示す薬が、DNAポリメラーゼ阻害薬です。

　ここがポイントなのですが、DNAポリメラーゼ阻害薬はそのままでは、抗ウイルス効果を発揮できません。ウイルスに感染した細胞の中で、ウイルス由来のチミジンキナーゼによって、活性体へと形を変える必要があります。

　つまり、DNAポリメラーゼ阻害薬は、ウイルスの持つチミジンキナーゼがないと、抗ウイルス薬として作用できないということです。裏を返せば、ヘルペスウイルスに感染していない他の細胞には影響を与えにくいともいえます。

100

ヘリカーゼ・プライマーゼ阻害薬の作用点

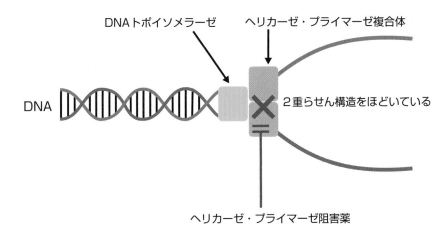

DNAトポイソメラーゼ

ヘリカーゼ・プライマーゼ複合体

DNA

２重らせん構造をほどいている

ヘリカーゼ・プライマーゼ阻害薬

DNAポリメラーゼ阻害薬の作用点

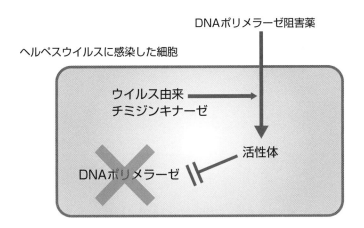

DNAポリメラーゼ阻害薬

ヘルペスウイルスに感染した細胞

ウイルス由来
チミジンキナーゼ

活性体

DNAポリメラーゼ

第3章 抗菌薬・抗ウイルス薬を理解するポイント

101

抗菌薬誕生に貢献した人々

▼ゲルハルト・ドーマク

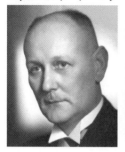

▼パウル・エールリヒ

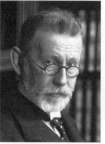

（写真：Alfred Krauth）

▼秦佐八郎とパウル・エールリヒ

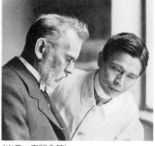

（出典：秦記念館）

サルバルサンの構造

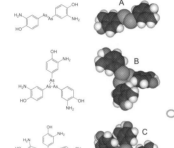

毒性が強く
ヒ素を含む
化合物

ペニシリンGの構造

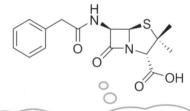

現代医学の
発展に革命を
もたらした物質

抗生物質誕生に貢献した人々

▼アレクサンダー・フレミング

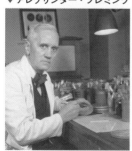

▼ハワード・フローリー

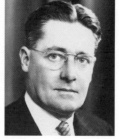

（出典：Nobel Foundation）

▼エルンスト・ボリス・チェーン

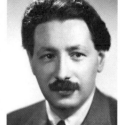

（出典：Nobel Foundation）

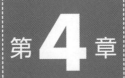

抗菌薬・抗ウイルス薬による治療

抗菌薬を使い続けていると、「抗菌薬に対して耐性を持った細菌」が出現するようになります。これを、耐性菌といいます。耐性菌によって感染症を発症すると、薬を投与しても病気は改善しません。

そこで、耐性菌の出現をできるだけ抑える必要があります。適正使用を行うことで薬の効果を発揮させ、副作用を抑制しつつも耐性菌の蔓延を防ぐのです。

本章では、そのために必要な知識や考え方について確認していきます。

4-1 薬剤耐性とは何か？

抗菌薬が効かない細菌によって、多くの方が亡くなっています。

POINT
- 薬剤耐性への対策をしなければ、年間1000万人が死亡する可能性がある。
- 日本では、MRSA、FQRECが問題となっている。

薬剤耐性が世界中で深刻化している

ペニシリンの発見により、人類は細菌に対抗するための武器を手に入れることに成功しました。しかし、それと同時に、細菌は変異を起こすことで抗菌薬に対抗するようになりました。抗菌薬を投与しても感染症が治らない耐性菌の登場です。

薬剤耐性（**AMR**：Antimicrobial Resistance）とは、これまで効果があった薬が効かなくなったり、効きが悪くなることをいいます。薬を使用すると、微生物は様々な手段で薬から逃げ延びようとし、薬剤耐性を生じることがあります。薬剤耐性を獲得した細菌は**薬剤耐性菌**、ウイルスの場合は**薬剤耐性ウイルス**と呼びます。

国連は2019年4月に、「このまま何も対策をとらなければ、2050年までに薬剤耐性によって年間1000万人が死亡する恐れがある」と警告しました。このように、薬剤耐性は、日本だけでなく、世界中で大きな問題になっています。

日本で問題となっている薬剤耐性菌

細菌が薬に対して耐性を獲得すると、治療は困難になります。日本において、MRSA、FQRECという2種類の耐性菌による**菌血症***で、年間約8000人が亡くなっていると推定されています。MRSAはメチシリン（ペニシリン系抗菌薬）に耐性を持つ黄色ブドウ球菌で、FQRECはフルオロキノロン系（ニューキノロン系）抗菌薬に耐性を持つ大腸菌です。MRSAによる死者数は減少していますが、FQRECでは年々増加しているなど、深刻な問題となっていることがわかります。

***菌血症** 本来無菌である血液中に、感染した細菌が入り込み、全身をめぐっている状態のこと。

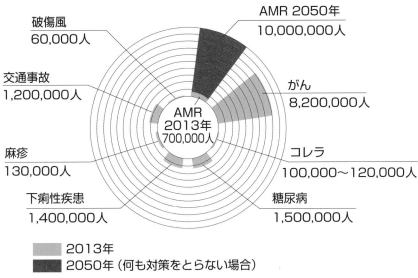

薬剤耐性（AMR）に起因する死亡者数の推定

- 破傷風 60,000人
- 交通事故 1,200,000人
- 麻疹 130,000人
- 下痢性疾患 1,400,000人
- AMR 2013年 700,000人
- AMR 2050年 10,000,000人
- がん 8,200,000人
- コレラ 100,000〜120,000人
- 糖尿病 1,500,000人

凡例：
- 2013年
- 2050年（何も対策をとらない場合）

出典：http://amr.ncgm.go.jp/medics/2-4.html

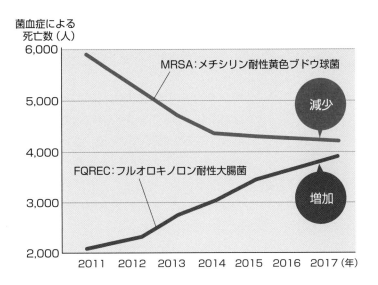

MRSA および FQREC による菌血症死亡数（推定）の推移

菌血症による死亡数（人）

MRSA：メチシリン耐性黄色ブドウ球菌 → 減少
FQREC：フルオロキノロン耐性大腸菌 → 増加

（縦軸）2,000 / 3,000 / 4,000 / 5,000 / 6,000
（横軸）2011 2012 2013 2014 2015 2016 2017 (年)

出典：http://amr.ncgm.go.jp/pdf/20200326_press.pdf

第4章 抗菌薬・抗ウイルス薬による治療

4-2 耐性菌の歴史

抗菌薬と耐性菌は歴史を一緒にして考える必要があります。

Point
- MRSAから耐性菌の歴史が踏み出される。
- ほぼすべての抗菌薬が無効な耐性菌も存在する。

多剤耐性菌の出現

1942年にペニシリンが実用化されてからまもなく、ペニシリンに対する耐性を獲得した細菌が確認されます。このとき、その薬だけに耐性を持つのであればまだいいのですが、中には複数の薬が無効な細菌が出現するようになりました。これを**多剤耐性菌**といいます。

有名な多剤耐性菌は、1961年に英国で報告された**MRSA（メチシリン耐性黄色ブドウ球菌）**です。MRSAは**メチシリン**と呼ばれる抗生物質に耐性を持つ細菌ですが、実際はあらゆる抗菌薬が効かない細菌です。

ただ、感染力や病原性という点ではMRSAもふつうの黄色ブドウ球菌も大きな差はありません。そのため、健康な人がMRSAに感染したとしても病気を発症するわけではありません。黄色ブドウ球菌である以上、問題となるのは日和見感染です。

耐性菌は進化している

MRSAが出現したものの、当時の人類には**バンコマイシン**と呼ばれる抗生物質が残っていました。バンコマイシンはMRSAに対しても効果を有する薬です。

1956年にバンコマイシンが開発され、その複雑な構造から、「耐性菌が出現しにくい」といわれていました。このため、耐性菌に抵抗する「最後の切り札」として、その地位を確立していきます。

しかし、1986年にVRE（バンコマイシン耐性腸球菌）が欧州で初めて発見され、世界に衝撃を与えました。これらに留まらず、現在では承認されているほぼすべての抗菌薬への効果が期待できないMDRP（多剤耐性緑膿菌）が出現しています。

耐性菌出現の歴史

● 1961年
● MRSAの出現

● 1990年代
● MDRP（多剤耐性緑膿菌）の出現
● 多剤耐性アシネトバクターの出現

● 1928年
● ペニシリンの発見

● 1986年
● VREの出現

● 2000年代
● VRSAの出現

バンコマイシンの歴史と耐性菌の出現

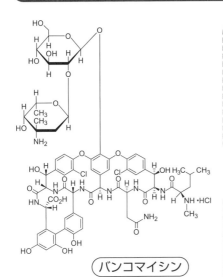

バンコマイシン

● バンコマイシンの歴史

● 1956年に開発
● 30年、耐性菌出現なし

➡ 「最後の切り札」として、地位を確立していく

● 1986年にVREが出現

➡ 世界に衝撃を与える

※VRE（バンコマイシン耐性腸球菌）

抗菌薬を分解する酵素の出現

細菌が耐性を獲得する機構の中で、β-ラクタマーゼの存在は特に重要です。

POINT
- β-ラクタマーゼは、β-ラクタム環を分解する。
- β-ラクタマーゼを阻害すると、ペニシリンの作用が復活する。

抗生物質を分解するβ-ラクタマーゼ

細菌が耐性を獲得する中でも、最も重要な機構として、「抗菌薬を分解する酵素を細菌が得る」ことが挙げられます。このような酵素に**β-ラクタマーゼ**があります。

β-ラクタム系抗生物質では、β-ラクタム環が抗菌作用に重要であることをすでに述べました。このβ-ラクタム環を分解する酵素がβ-ラクタマーゼです。ペニシリン系抗生物質やセフェム系抗生物質など、β-ラクタム系に分類される抗菌薬にとって、β-ラクタマーゼは大敵です。

β-ラクタマーゼへの対抗策

かつては幅広い細菌に有効だったペニシリンが効かなくなったのは、細菌がβ-ラクタマーゼをつくるようになったからです。そこで、β-ラクタマーゼに対抗するため、いくつかの方法があります。

1つは、「抗菌薬の構造を変える」ことです。β-ラクタマーゼによって分解されにくい構造へと変換することで、抗菌薬の作用を取り戻すのです。しかし、細菌はまた新たなβ-ラクタマーゼをつくるため、いつかは必ず耐性を獲得します。

そこで今度は、β-ラクタマーゼの働きを阻害する薬を投与することを考えます。β-ラクタマーゼ阻害薬を一緒に服用すれば、β-ラクタム環が分解されることはなくなります。こうして、ペニシリン系抗生物質などの作用が復活します。

実際、ペニシリン系抗生物質とβ-ラクタマーゼ阻害薬をあらかじめ組み合わせた薬も存在します。

細菌がβ-ラクタマーゼをつくることは、あらゆる耐性機構の中で最もメジャーな方法です。これに対抗することで、抗菌薬の働きを取り戻すことも可能です。

β-ラクタム環とは

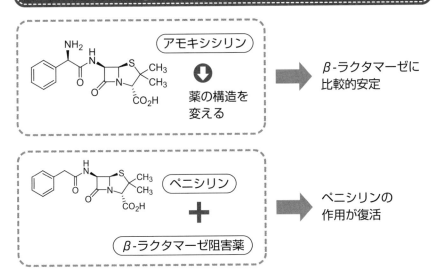

● β-ラクタム環

➡ 抗菌作用を示す本体

β-ラクタマーゼへの対抗策

アモキシシリン

⬇ 薬の構造を変える

➡ β-ラクタマーゼに比較的安定

ペニシリン

＋

β-ラクタマーゼ阻害薬

➡ ペニシリンの作用が復活

β-ラクタマーゼとその阻害薬

● ペニシリンの開環反応

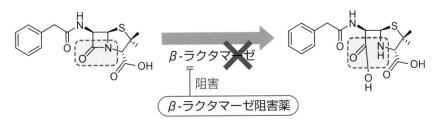

β-ラクタマーゼ ✕

阻害

β-ラクタマーゼ阻害薬

第4章 抗菌薬・抗ウイルス薬による治療

4-4 耐性菌の発生メカニズム

どのようにして、抗菌薬が効かなくなっていくのでしょうか。

Point
- 細菌には、多くの耐性機構が存在する。
- 複数の耐性機構を獲得すると、多剤耐性菌になる。

耐性菌の発生機構

　β-ラクタマーゼなど「薬を分解する酵素」を獲得するだけでなく、ほかにも耐性機構が存在します。これには、「作用部位の変化」「代わりの酵素をつくる」「薬が届かなくなる」「薬を外に排出する」などが知られています。

　「作用部位の変化」では、薬が作用するための標的の構造が変化します。例えば、細菌のリボソームの形に変異が起これば、それまでリボソームを阻害していた薬が標的に結合できなくなります。こうして、抗菌薬の効果がなくなります。

　また、抗菌薬によって酵素が阻害されたとしても、その代わりとなる物質をつくることで逃れることがあります。例えば、β-ラクタム系抗生物質によって細胞壁合成を阻害したとしても、細胞壁合成に関わる新たな酵素が出現すれば、細菌が死滅することはありません。このようなメカニズムにより、MRSAは多くの抗菌薬に対して耐性を示します。これが、「代わりの酵素をつくる」という考え方です。

　さらに、抗菌薬によっては、「薬が届かなくなる」こともあります。抗菌薬は細菌の膜を透過することで中に入っていき、その作用を示します。そこで、抗菌薬が膜を透過しないように、膜の構造を変化させるのです。

　最後に、「薬を外に排出する」ことでも耐性が表れます。薬が細菌の中に入り込んだとしても、外に排出するポンプを手に入れれば抗菌薬は効かなくなります。

多剤耐性菌の発生

　このように、細菌が耐性を獲得する機構は主に5種類あります。これらがいくつか組み合わさると、複数の抗菌薬が効かなくなります。なお、いくつかの耐性機構を同時に獲得すると、多くの抗菌薬が効かない多剤耐性菌が発生します。

110

耐性化のメカニズム

薬剤を不活性化

● 薬剤を化学的に修飾・分解する酵素を産生 ➡ 最もよく見られる耐性機構

薬剤作用点の変異

● 病原菌側の構造を変化させる ➡ ウイルスで多く確認される耐性機構

薬剤を細胞外へ排出

● 薬剤を排出するポンプを獲得する ➡ 多剤排出ポンプが問題となる

第4章 抗菌薬・抗ウイルス薬による治療

細菌が耐性を獲得する機構

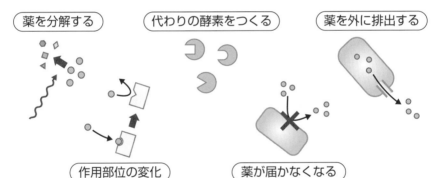

薬を分解する　　代わりの酵素をつくる　　薬を外に排出する

作用部位の変化　　薬が届かなくなる

多剤耐性菌の発生機序

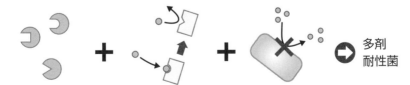

＋　　　＋　　　➡ 多剤耐性菌

薬の分解酵素の獲得　　作用部位の変化　　薬が届かなくなる

4-5 耐性菌が増える機構

一度でも耐性菌が発見されると、すぐに蔓延するのは理由が
あります。

Point
- 耐性遺伝子は、細菌同士で伝達する。
- 広域スペクトルの抗菌薬は、耐性菌を生みやすい。

プラスミドの伝達

　細菌は遺伝子であるDNAを持っています。DNAにすべての情報が書かれており、これを読み取ることで生命活動を行います。ただ、ほとんどの細菌は「すべての元となるDNA」のほかにも、輪状の小さいDNAを保有しています。この輪のようなDNAを**プラスミド**といいます。

　プラスミドの中には、抗菌薬に対して耐性を持つようにプログラムされているものがあります。これを**薬剤耐性プラスミド**といいます。

　重要なのは、「薬剤耐性プラスミドは細菌同士で伝わっていく」ことです。一度でも耐性菌が発見されると、その後に耐性菌が確認される確率はかなり高くなるといわれています。これは、薬剤耐性プラスミドが細菌間で伝達していくからです。たとえ種類の違う菌であっても、薬剤耐性遺伝子は伝わってしまいます。

広域スペクトルよりも狭域スペクトルの抗菌薬

　耐性菌というのは、何もしなくてもふだんから一定の割合で発生しています。ただ、このような突然変異が生まれたとしても、しょせんは少数派なので自然淘汰されて問題となることはありません。

　しかし、抗菌薬が投与されれば状況が一変します。耐性菌とそうでない菌がいる状況で抗菌薬を使うと、耐性菌だけが生き残ります。他の菌がいなくなるため、耐性菌にとって増殖しやすい環境が整います。

　なお、抗菌スペクトルが広いと、耐性菌が出現しやすくなるといわれています。これは、あらゆる正常な細菌を広く殺してしまうからです。要は、狭いスペクトルの抗菌薬を使えば、耐性菌の蔓延を抑えることができるということでもあります。

遺伝子が伝わることによる耐性菌の増加

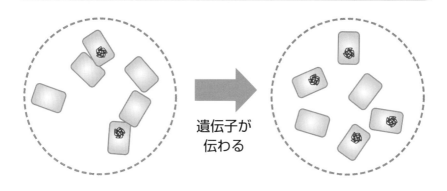

遺伝子が
伝わる

抗菌薬による耐性菌の選択

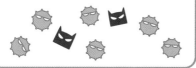

① 耐性菌とそうでない菌が混在

② 耐性菌のみが
生き残ってしまう

③ 耐性菌の増殖

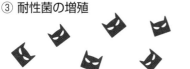

▼収集されたプラスミド

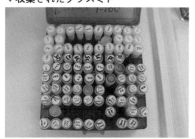

（写真：David Bulger）

ポイント アドバイス

高齢者は薬の投与量を調節する

高齢者は薬の代謝・排泄能力が衰えます。臓器に障害があると薬の血中濃度が高くなりやすいのです。この場合、薬の投与量を調節することで副作用を回避する必要があります。ただし、素早く薬の効果を出すため、初回投与時だけは、通常用量を投与することがあります。

4-6 耐性菌の出現

抗菌薬を適切に使用すれば、耐性菌の出現を抑えることができます。

Point
- 耐性菌の出現には、いくつかの防止策がある。
- 抗菌薬を適正に使わないと耐性菌が出現する。

耐性菌と抗菌薬の種類

　耐性菌が出現しやすい条件は存在します。例えば、前述のとおり広域スペクトルの抗菌薬を使うと、耐性菌が蔓延しやすくなります。そこで、細菌の種類を見極めたうえで狭域スペクトルの抗菌薬を使うと、耐性菌対策につながります。原因菌を狙い撃ちして、他の微生物への影響を少なくするのです。

耐性菌と抗菌薬の使い方

　抗菌薬を低濃度で使うと耐性化を招きやすくなります。例えば、1日3錠飲むべき抗菌薬を1日1錠で飲むと、体内の薬の濃度は低くなります。このような低濃度の状況では、細菌は完全には死滅しません。むしろ、細菌が抗菌薬に徐々に慣れてしまうかもしれません。つまり、細菌が変異を起こすことで抗菌薬への耐性を獲得し、薬が効かなくなってしまう危険があるのです。

　また、同じ種類の薬を長期間使うことも問題です。長く使用するということは、抗菌薬と細菌が接触する機会が増え、それだけ「耐性獲得の機会」を与えることになります。

　治療が完全に終わる前に、抗菌薬を自己判断で中止することも危険です。病原菌を中途半端に殺すことになり、生き残った細菌の耐性化のリスクが高まります。ただし、治療が完全に終わったにもかかわらず、抗菌薬を投与し続けるのも適切ではありません。つまり、抗菌薬を投与する期間は、短すぎても長すぎてもいけないということです。

114

耐性菌が発生しやすい環境

● 抗菌薬の低濃度投与

　➡　病原菌が抗菌薬に徐々に慣れてしまう

● 治療が終わる前の抗菌薬投与の中断

　➡　炎症の悪化や耐性菌出現の恐れ

● 同じ抗菌薬の長期間投与

　➡　耐性菌が感受性菌に取って代わる環境が整う

第4章　抗菌薬・抗ウイルス薬による治療

薬剤耐性につながる危険な行動

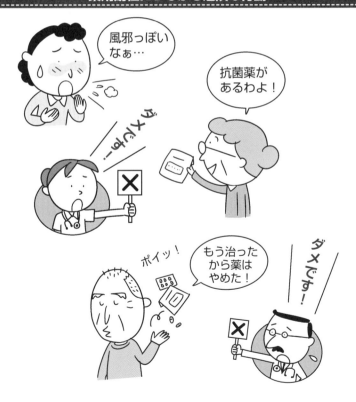

薬剤耐性を防ぐために

薬剤耐性を出現させないためにできることはたくさんあります。

Point
- 医療者も、一般の方も薬剤耐性を防ぐために協力するべきである。
- 耐性菌が伝わる過程まで断つ必要がある。

薬剤耐性を防ぐために私たちができること

　薬剤耐性の問題を解決するには、医療従事者だけでなく、一般の方を含めた「国民一人ひとりの協力」が必要不可欠です。中でも、抗菌薬を適切に使うことが非常に大切です。適切な抗菌薬を選択するなど、すぐには難しい対策もありますが、「一般の方が明日から簡単にできる対策」もあります。例えば、抗菌薬の処方を希望しない、自己判断で薬を減量・中止したりしない、家に残っていた抗菌薬をむやみに飲まない、抗菌薬を人にあげない・もらわないなどです。これだけでも薬剤耐性を防ぐことにつながります。

　また、感染症の予防も、最終的には薬剤耐性を防ぐことにつながります。例えば、手洗いや消毒などの手指衛生、ワクチンの接種は、感染症を予防し病院に行く機会を減らします。病院で新たな感染症をもらう機会が減るため、抗菌薬を使用する回数が減るのです。このように、手指衛生、ワクチン接種も、広い意味で抗菌薬適正使用の一環といえます。

耐性菌が伝わらないようにする

　抗菌薬を適切に使用するだけでなく、物理的に耐性菌が他の患者さんへ伝わらないように工夫するのも重要です。例えば、患者さんの隔離を行います。細菌の種類によって飛沫感染、空気感染、接触感染と経路が異なるため、それぞれに合わせた予防策の実施が望ましいといえます。

　また、医療従事者からの感染も断たなければいけません。このときは、予防したい感染症に応じて、適切な消毒薬を使用するようにします。

薬剤耐性のしくみ

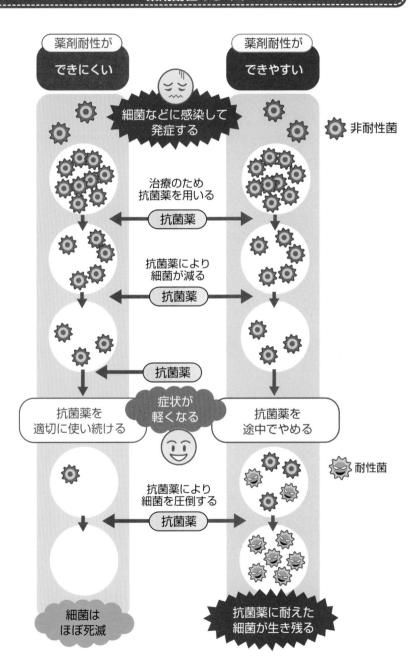

副作用を抑えて治療効果を高める

感染症を引き起こす細菌が特定できている場合とそうでない場合では、治療方針が異なります。

Point
- 原因菌がわからない場合、エンピリックセラピーを行う。
- 原因菌を特定した場合、ディ・エスカレーションを行う。

エンピリックセラピー

　細菌感染症を治療する場合、原因となっている菌を特定する必要があります。その後、原因菌を殺すための抗菌薬を使用するのが原則です。

　ただ、原因菌の特定に数日の時間を要することがあります。重症患者では、細菌を特定したあとに抗菌薬を使っていては手遅れになります。その場合、原因菌は不明ですが、感染症を治療するために過去の判断から経験的に薬を使用します。このような考え方を**エンピリックセラピー**といいます。

　エンピリックセラピーでは、主に広域スペクトルを有する抗菌薬が投与されます。原因菌がわからなくても、広域抗菌薬であれば感染症を引き起こしている細菌を排除できる可能性が高いからです。

ディ・エスカレーション

　ある程度の時間が経てば、細菌培養などを行うことで原因菌を特定できることがあります。この場合は、それまで投与していた広域抗菌薬から、最適な抗菌薬への変更を行います。これを**ディ・エスカレーション**といいます。

　例えば、ペニシリンはA群溶連菌に対して極めて効果が高いため、この細菌が検出された場合は、広域抗菌薬からペニシリンへとディ・エスカレーションを行います。

　ディ・エスカレーションをすれば治癒率が高まり、治療期間は短くなります。これは副作用を最小限にしながら、最大の効果を得られるからです。さらに、狭域抗菌薬によって使用量を抑えながら治療できるため、ディ・エスカレーションをすると耐性菌の出現率も小さくなります。

ディ・エスカレーションの概念

初期治療

- 原因菌が不明

- 重症患者などでは、早急な治療が必要

エンピリックセラピー（経験的な治療）
主に広域スペクトルの抗菌薬を使用

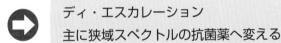

最適治療

- 原因菌が判明

- 適切な抗菌薬へと変更

ディ・エスカレーション
主に狭域スペクトルの抗菌薬へ変える

ディ・エスカレーションの効果

● ディ・エスカレーションのメリット

- 最少の副作用で
  最大の効果を得られる

- 耐性菌の出現を抑える
  ことが可能

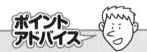

ポイントアドバイス

抗菌薬の基本や共通点を理解する

抗菌薬には膨大な種類の薬が存在するように見えます。実際は「β-ラクタム系抗生物質」と「それ以外の抗菌薬」の2種類で大まかに考えることができます。これらの基本や共通点を理解したうえで、個別に抗菌薬の特徴を学ぶと理解しやすくなります。

第4章 抗菌薬・抗ウイルス薬による治療

4-9 使用を制限する抗菌薬

特に重要な抗菌薬は将来のために残しておかなければいけません。

Point
- 耐性菌へ対抗するため、抗菌薬の使用制限は有効である。
- カルバペネム系抗生物質と抗MRSA薬は、使用を制限すべきである。

抗菌薬の適正使用

抗菌薬を使用するとき、「そもそも薬を使用すべき場面か?」を考えなければいけません。例えば、ウイルスによる風邪に抗菌薬は無効であることをすでに述べました。ただ、実際は風邪に対して多くの抗菌薬が処方され、耐性菌のリスクを増やしているのが現状です。

そこで、抗菌薬の使用を制限している医療機関も存在します。これは、「抗菌薬をまったく使わない」という意味ではありません。「適切に抗菌薬を使用し、耐性菌を抑えながら感染症を治療する」ことを意味します。

貴重なカルバペネムと抗MRSA薬

特に使用を制限すべきとされる薬としては、**カルバペネム系抗生物質**と**抗MRSA薬**があります。

カルバペネムの特徴は、超広域スペクトルを持つことにあります。あらゆる細菌に対して、カルバペネムは抗菌作用を持ちます。ただ、このような性質は乱用されやすいことも意味します。適切に診断しなくても、カルバペネムを処方すれば原因菌をカバーできる可能性が高いからです。

そこで考えを改め、カルバペネムは最後の切り札としてとっておかなければいけません。「あらゆる抗菌薬を試したが改善しない」「重症例のため、原因菌を確認する余裕がない」などのときに残しておくのです。

同じことは、抗MRSA薬にもいえます。MRSAによって感染症を発症すると、多くの抗菌薬が効きにくくなります。そこで、MRSAに対抗できる数少ない抗菌薬は、将来のために残しておくべきなのです。

よくある診察風景

原因菌がわからない

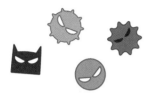

何となく広域抗菌薬を使用

▼肺炎桿菌

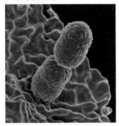

（写真：NIAID）

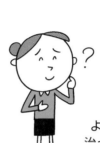

よくわからないが
治ったのでひと安心

使用を制限すべき抗菌薬

カルバペネム系抗生物質

● 超広域スペクトルを有する

　・乱用されやすい
　・最後の切り札にとっておく

抗MRSA薬

● 耐性菌に対抗する数少ない薬

　・ふだんはできるだけ使用せず、薬への耐性化を防ぐ

4-10 予防的抗菌薬の投与

感染症の治療だけでなく、抗菌薬は予防のためにも活用されます。

Point
- 手術を行うとき、感染症の予防を目的に抗菌薬を使用することがある。
- 手術部位に存在する細菌を狙って抗菌薬を選ぶ。

予防的抗菌薬投与とは

抗菌薬を使用するとき、感染症を発症した患者さんに対して活用するのが一般的です。ただし、中には感染症の予防を目的に抗菌薬を使用することがあります。これを**予防的抗菌薬投与**といいます。特に、手術を行う前に抗菌薬を投与しておくことは有効であると知られています。

手術後に発症した感染症を**術後感染症**といいます。術後感染症を引き起こす原因菌の多くは、手術中に感染します。そこで、抗菌薬をあらかじめ投与しておくことで、感染症の発症を予防します。手術部位を無菌状態にすることが目的ではなく、あくまでも免疫によって感染症を抑えられるレベルに保っておくことが目的です。

予防的抗菌薬投与での抗菌薬の選び方

術後感染には、手術によって直接操作を行う部位が感染する**手術部位感染**と、手術操作を行った場所とは関係のない部位が感染する**遠隔部位感染**があります。

予防的抗菌薬投与では、手術部位感染の予防を行います。そのため、広域スペクトルの抗菌薬を使用する必要はありません。手術部位にどのような細菌が存在するか、ある程度予測できるからです。

手術部位によって異なりますが、予防的抗菌薬投与では「皮膚」「口腔」「消化管」に常に存在する細菌がターゲットになります。その中から、どの部位にどの細菌がたくさんいるかを見極めます。例えば、皮膚や血管の手術を行う場合、皮膚に多く存在する細菌に効果を有する抗菌薬を使用します。一方、直腸や肛門などでは、腸内に生息する細菌に有効な抗菌薬を選択します。

手術前の抗菌薬投与

例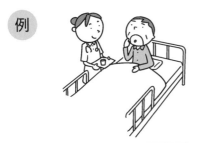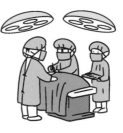

手術前に抗菌薬を投与　　　　　　　　感染症の防止

直接手術を行った部位が感染　➡　手術部位感染

手術とは関係のない場所が感染　➡　遠隔部位感染

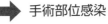

予防的抗菌薬投与　➡　手術部位感染を予防

手術部位によって変わる汚染菌

手術	予想される細菌
皮膚、軟部組織、血管、神経、呼吸器系外胸部、心臓、人工補綴、甲状腺、乳腺	黄色ブドウ球菌、表皮ブドウ球菌
眼科	黄色ブドウ球菌、表皮ブドウ球菌、レンサ球菌、グラム陰性桿菌
頭頸部（鼻腔、咽頭、食道など）	黄色ブドウ球菌、レンサ球菌、咽頭系嫌気性菌
胃、十二指腸、小腸	ブドウ球菌属、レンサ球菌、グラム陰性桿菌、咽頭系嫌気性菌
虫垂、結腸、直腸、肛門	グラム陰性桿菌、嫌気性菌、ブドウ球菌属
肝臓、胆道、膵臓	グラム陰性桿菌、嫌気性菌、ブドウ球菌属
産婦人科	グラム陰性桿菌、腸球菌、B群レンサ球菌、嫌気性菌
泌尿器科	グラム陰性桿菌

出典：品川長夫：術後感染防止のための抗菌薬選択、Jpn J Antibiot（2004）57（1）、11-32.

第4章　抗菌薬・抗ウイルス薬による治療

バンコマイシンの復活

現在ではMRSAに対する有効な薬として使用されているバンコマイシンですが、かつてはそこまで注目されていませんでした。

バンコマイシンは、1958年には臨床現場で使われているほど、古くから使用されている抗菌薬です。ただ、当時はより使い勝手のよいペニシリン系抗生物質の改良が進みました。また、セファロスポリン系抗生物質が登場するようになりました。

そうなると、投与速度や副作用など、注意点の多いバンコマイシンは敬遠されるようになります。

また、かつては薬の精製技術が不十分でした。そのため、バンコマイシンによる副作用は現在よりも多かったのです。当時のバンコマイシンは色が濁っており、「ミシシッピの泥」と揶揄されるほど

でした。

ただ、ペニシリン系やセフェム系などが大量に使われるようになると、耐性菌の問題が浮上してくるようになりました。抗菌薬を投与しても、感染症の症状がよくならないのです。特に、あらゆる抗菌薬に対して抵抗性を示すMRSAは大きな問題でした。

そのような中、MRSAにも効果を有する薬として、再びバンコマイシンに注目が集まるようになります。その後もMRSAは増え続けていったため、バンコマイシンへの期待度は高まっていきます。こうして、バンコマイシンは見事に復活を遂げました。

ただ、現在ではバンコマイシンに対する耐性菌も問題になっています。そのため、これらMRSAに使用できる薬は大切に活用しなければいけません。

抗菌薬の適正な使用

抗菌薬は種類によって使い方が決まっています。間違った用法用量で抗菌薬を投与すると、耐性菌の出現や副作用のリスクが高まります。これを回避するためには、「薬が体の中でどのような動きをするのか」を理解しなければいけません。

また、薬が血液中に入ったとしても、微生物が巣食っている標的臓器に到達しなければ効果を発揮できません。

本章ではこれらすべてを考慮して、抗菌薬の作用を最大限に発揮させるために必要な方法論を述べていきます。

薬の基本的な内容もあるため、抗ウイルス薬を使用するときの参考にもなります。

5-1 抗菌薬の適正な使用とは（PK／PD理論）

薬物動態学（PK）と薬力学（PD）によって、薬の作用が決まります。

Point
- 血液中に存在する薬の濃度を表すのが薬物動態学（PK）である。
- 薬が作用する強さを表すのが薬力学（PD）である。

薬物動態学（PK）

薬を服用しただけでは、効果を示すかどうかはわかりません。例えば、抗菌薬を投与したときに腸から吸収されなければ、便と一緒に排泄されるだけです。これでは、体内に巣食っている細菌を排除できません。そこで、「薬がどれだけ体内に存在しているか」を示す指標が必要です。これを**薬物動態学（PK）**といいます。

薬を口から服用すると、前述のとおり腸から吸収されます。このときは、薬が血液の中に少しずつ入っていきます。そのため、血中濃度（血液中に存在する薬物濃度）は時間経過と共に上がっていきます。

ただ、薬は異物であるため、血液中の薬は肝臓で代謝されたり、尿と一緒に排泄されたりします。そのため、血中濃度はある時点を境にして下がっていきます。これが、薬を口から服用したときに起こる**薬物濃度推移**です。一般的に、薬の作用は血中濃度の高い、低いで考えられます。これは、血液中に薬がたくさん含まれていれば、それだけ薬の作用も強く現れるという考えに基づいています。

薬力学（PD）

薬が血液中に存在したとしても、目的とする部位に薬が到達していなければ効果はありません。例えば、髄膜炎を治療するとき、髄液に移行しない抗菌薬を投与しても症状は改善しません。そこで、「薬がどれだけ感染部位で作用しているか」を示す指標に**薬力学（PD）**があります。血中濃度だけで判断していては、感染症を治療することはできないのです。

なお、抗菌薬の作用を考えるとき、薬物動態学（PK）と薬力学（PD）を合わせたPK／PD理論で論じることが多いのです。

薬の一生

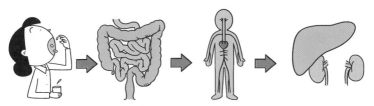

薬を服用 　　腸から吸収 　　血流に乗って 　　肝臓・腎臓で
　　　　　　　　　　　　　　　 全身へ分布 　　 代謝・排泄

薬物動態学（PK）の考え方

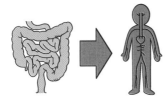

たくさん吸収される
＝薬の作用大

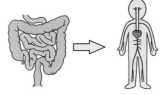

少ししか吸収されない
＝薬の作用小

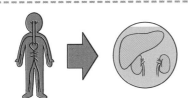

素早く代謝・排泄される
＝薬の作用小

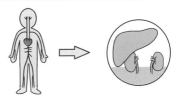

素早く代謝・排泄されない
＝薬の作用大

薬力学（PD）の考え方

適切な臓器に薬が分布しているか

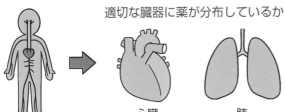

心臓 　　　　　　肺 　　　　消化管 など

第5章 抗菌薬の適正な使用

127

5-2 抗菌薬が作用する仕組み

PKやPDでは、Cmax、AUC、MICの3つが重要になります。

POINT

● 薬物動態学（PK）は、CmaxとAUCを考える。
● 薬力学（PD）は、MICを考える。

⬭ PKで重要となるCmaxとAUC

　薬物動態学（PK）では、Cmax（最高血中濃度）とAUC（血中濃度-時間曲線下面積）の2つのパラメーターを考えます。

　Cmaxとは、血液中の薬の濃度が最も高くなった時点での値を指します。薬を服用すると、腸から吸収されて血中濃度は高くなっていきます。ただ、ある時点をピークにして、血中濃度は下がっていきます。このとき、ピーク時の血中濃度がCmaxです。抗菌薬による作用が最も強く現れるときがCmaxであるといえます。

　また、抗菌薬を投与したとき、薬が体内に入っていなければ意味がありません。抗菌薬の血中濃度が全体的に低いと、微生物の増殖を抑えることができないからです。そこで、「体内に取り込まれた薬の総量」を表す指標としてAUCがあります。AUCは「血中濃度と時間のグラフの下側の面積」から算出することができます。AUCの値が高いほど、多くの薬が体内に入って利用されたことを意味します。

⬭ PDで重要となるMIC

　薬力学（PD）では、MIC（最小発育阻止濃度）というパラメーターを考えます。MICとは、抗菌薬を投与したとき、微生物の増殖を抑制できる最小濃度を指します。MICの値が低いほど、少ない量の薬で細菌の増殖を抑えることになります。つまり、MICの数値が低い抗菌薬であるほど、その作用は強力であることがわかります。

　抗菌薬の血中濃度がMICよりも低いと、細菌の増殖を十分に抑えることはできません。そのため、血中濃度が少なくともMICよりは高くなるように抗菌薬を投与する必要があるのです。

Cmax と AUC の考え方

● Cmax（最高血中濃度）

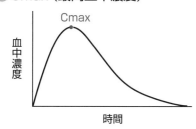

● AUC（血中濃度−時間曲線下面積）

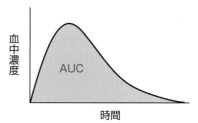

MIC（最小発育阻止濃度）

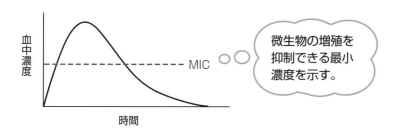

微生物の増殖を
抑制できる最小
濃度を示す。

MIC 値が低いほど、抗菌薬の作用が強い

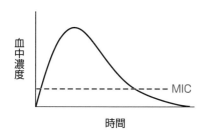

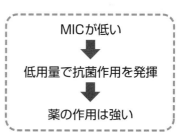

MICが低い

⬇

低用量で抗菌作用を発揮

⬇

薬の作用は強い

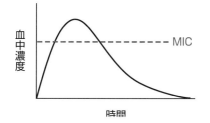

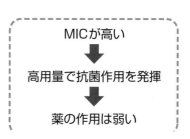

MICが高い

⬇

高用量で抗菌作用を発揮

⬇

薬の作用は弱い

第5章　抗菌薬の適正な使用

細菌の増殖抑制効果

抗菌薬の血中濃度が低くなったとしても、問題ないことがあります。

Point
- PAEにより、血中濃度が低くなっても増殖抑制作用は続く。
- PAEが長い抗菌薬と短い抗菌薬がある。

PAEとは

どのような抗菌薬であっても、血中濃度はMICよりも高くなるように設定しなければいけません。そうすることで、ようやく細菌の増殖が止まり、体に備わっている免疫の働きによって感染症が治っていくのです。

ただし、時間が経てば抗菌薬は代謝・排泄されます。血中濃度がしだいに下がっていくため、どこかの時点でMICよりも薬の濃度は低くなります。それでは、血中濃度がMIC以下になるとすぐに細菌は増殖を開始するか、というとそうではありません。血中濃度がMICを下回ったとしても、細菌の増殖抑制効果は続きます。これを**PAE**（ポストアンティビオティックエフェクト）といいます。

ほとんどの抗菌薬でPAEが現れます。PAEが特に長い抗菌薬として、「タンパク質に作用する薬」と「核酸（DNA）の合成に作用する薬」があります。これは、アミノグリコシド系やテトラサイクリン系、ニューキノロン系などが該当します。一方、細胞壁に作用する薬はPAEが短い傾向にあります。これには、β-ラクタム系が当てはまります。

抗菌薬の血中濃度は下がっても問題ない

細菌は速く増殖します。そのため、ふつうに考えれば抗菌薬の血中濃度が下がってしまうことは大きな問題のように思えます。細菌は数十分で分裂・増殖するため、数時間後には1つの細菌が何千・何万にもなるからです。

しかし、血中濃度が低くなっても問題ありません。PAEによって菌の増殖抑制効果が続くため、簡単には増殖しないからです。PAEが現れるメカニズムは詳しくわかっていません。ただ、PAEの考え方は抗菌薬を使うときに重要です。

PAEの考え方

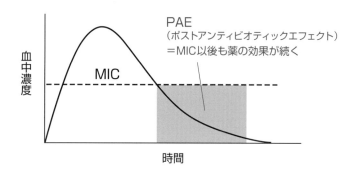

PAE
（ポストアンティビオティックエフェクト）
＝MIC以後も薬の効果が続く

MIC

血中濃度

時間

作用機序から考えるPAE

⚫️（一般的に）PAEの長い薬

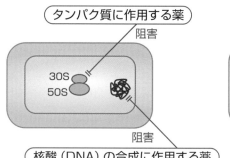

タンパク質に作用する薬
阻害
30S
50S
阻害
核酸（DNA）の合成に作用する薬

⚫️（一般的に）PAEの短い薬

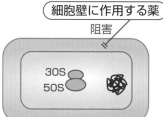

細胞壁に作用する薬
阻害
30S
50S

PAEとMICの関係

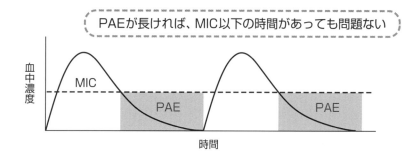

PAEが長ければ、MIC以下の時間があっても問題ない

血中濃度

MIC

PAE

PAE

時間

抗菌薬の効果を最大限に発揮させる

抗菌薬を使うとき、濃度依存性と時間依存性を分けて考えます。

Point
- 濃度依存性では、1回の投与量を多くする。
- 時間依存性では、血中濃度を維持させる。

濃度依存性と時間依存性

抗菌薬には、濃度依存性と時間依存性の2種類があります。**濃度依存性抗菌薬**では、血中濃度が高いほど抗菌作用を示します。そのため、一瞬でもよいので、できるだけ高い血中濃度を得られるように投与します。すると、抗菌薬の効果を最大限発揮させることができます。

ただし、1回の投与量を多くする代わりに、投与回数は少なくします。そのため、次の薬物投与時には血中濃度は下がっています。それでも問題はありません。PAEによって細菌増殖は抑制されたままだからです。

一方、**時間依存性抗菌薬**では、MICよりも高い血中濃度を維持することが重要視されます。これは、血中濃度を高くしても抗菌薬の作用が変わらないからです。無意味に投与量を増やせば副作用につながるため、血中濃度の維持を考えます。

そのため、時間依存性抗菌薬では1回の投与量を最小限に留めます。その代わり、投与回数を多くするのが一般的です。

Cmax、AUC、MIC

抗菌薬を使用するとき、Cmax、AUC、MICのパラメーターを考えます。このとき、PK／PD理論では抗菌薬を次の3つの指標によって分類します。

- Cmax／MIC（Cmaxに対するMICの割合）
- AUC／MIC（AUCに対するMICの割合）
- Time above MIC（MICより高い血中濃度で推移した時間）

ここで、さらにPAEを考慮することで、どのように抗菌薬を投与すればよいかが見えてきます。

薬の性質によって異なる投与方法

● 濃度依存性抗菌薬の投与法

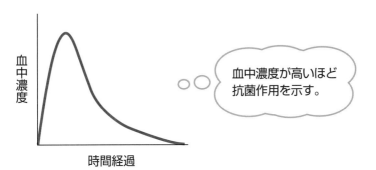

血中濃度が高いほど抗菌作用を示す。

● 時間依存性抗菌薬の投与法

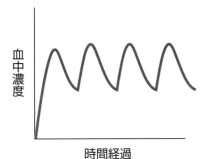

ポイント アドバイス

原因菌を見極めた抗菌薬の投与

原因菌がわからない場合、「多くの細菌に効果を示す抗菌薬」を使うのは適切ではありません。耐性菌のリスクを増大させ、有用な抗菌薬を使用できなくなる可能性が高まります。原因菌を見極めた抗菌薬投与を行うことで、副作用を最小限に抑えながら耐性菌を抑え、最適な治療を実現できます。

第5章 抗菌薬の適正な使用

PK／PD理論で重要となるパラメーター

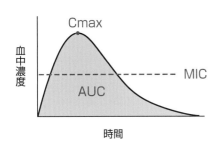

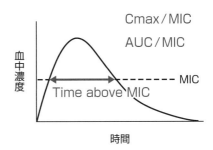

5-5 濃度依存性抗菌薬の投与

濃度依存性抗菌薬を使うときのルールを学びます。

Point
- 血中濃度を高くするものの、副作用の回避も考えなければいけない。
- 血中濃度がMPCを超えるように抗菌薬を投与する必要がある。

濃度依存性抗菌薬の考え方

濃度依存性抗菌薬では、Cmax／MICまたはAUC／MICを用いて評価します。Cmaxが高いほど抗菌薬の作用が強くなるため、できるだけ高いピークの血中濃度を描くように設計します。このような濃度依存型の薬物に、ニューキノロン系抗菌薬やアミノグリコシド系抗生物質があります。

それでは、薬を大量投与すればよいかというと、そういうわけではありません。薬の投与量を増やせば、それだけ副作用が現れやすくなります。例えば、アミノグリコシド系抗生物質の副作用として腎毒性や聴力障害が知られています。この副作用は、血中濃度が高いほど現れやすいとされています。副作用が出現しないように調節しつつ、抗菌薬の作用を最大限に引き出すことが重要です。

MPCとは

MIC以上の血中濃度で細菌を殺せるとはいっても、耐性菌に同じ条件で投与しても効果を得ることはできません。そこで、耐性菌まで考慮すると、MICだけで考えるのは適切ではありません。

本来は、これら耐性菌の増殖まで抑えるように抗菌薬の濃度を調節する必要があります。そこで、「耐性菌の出現が抑えられる濃度」として、**MPC（耐性菌出現阻止濃度）**が提唱されています。

耐性菌が現れないようにするため、MPCの値を超えるように抗菌薬を投与しなければいけません。中途半端な量の抗菌薬を投与すると、耐性菌が出現しやすくなります。血中濃度がMICを超えてMPCに到達するまでの時間が短いほど、耐性菌の出現が抑えられると考えられています。

濃度依存性抗菌薬の投与方法

● 濃度依存性の抗菌薬

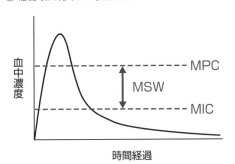

血中濃度が高いほど
薬の作用も強くなる

投与回数を少なくし、
1回の投与量を最大化する

耐性菌の出現リスクを抑えるには

● 正しい投与方法

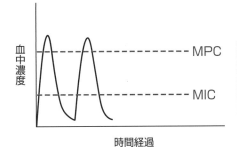

高濃度で短時間投与

耐性菌を含めて殺菌

● 間違った投与方法

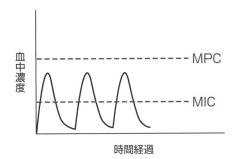

低濃度で長時間投与

耐性菌が生き残る

第5章 抗菌薬の適正な使用

5-6 時間依存性抗菌薬の投与

PAEが短い場合と長い場合に分けて、時間依存性抗菌薬を考えます。

Point
- 時間依存性でPAEが短い場合、血中濃度の維持が重要になる。
- 時間依存性でPAEが長い場合、体内で利用された総薬物量が重要になる。

PAEの短い時間依存性抗菌薬

PAEの短い時間依存性抗菌薬では、「MICより高い血中濃度をどれだけの時間維持したか」が重要になります。そのため、「Time above MIC」を用いて評価します。

1日に1回服用するだけであると、多くの時間でMICよりも血中濃度が低くなります。この場合には、抗菌薬の作用を十分に発揮させることはできません。

そこで、1回の服用量を減らす代わりに、1日の中での服用回数を増やします。その結果、MICよりも高い血中濃度で推移する時間が増えます。これによって、薬の作用を高めることができます。なお、1日4回服用するなど、投与回数を多くするほど、抗菌薬の効果をより最大化させることができます。このような薬としてはβ-ラクタム系抗生物質が知られています。

PAEの長い時間依存性抗菌薬

時間依存性抗菌薬の中でも、長いPAEを持つ抗菌薬が存在します。この場合、血中濃度がMICを下回ったとしても、細菌の増殖抑制効果は持続します。つまり、必ずしも血中濃度がずっとMIC値を超えるよう設計する必要はありません。そのため、PAEの長い時間依存性の抗菌薬はAUC／MICを用いて評価します。

AUCを活用するため、抗菌薬の作用を強めるには「利用される薬物の総量を増やす」ように投与します。このような考えで使用される薬にテトラサイクリン系抗生物質やグリコペプチド系抗生物質があります。

このように、同じ時間依存性抗菌薬であっても、PAEが短いか長いかによって使い分ける必要があります。

時間依存性抗菌薬の投与方法

● 1回に大量投与

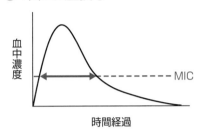

血中濃度 / 時間経過 / MIC

● 2回に分けて少量投与

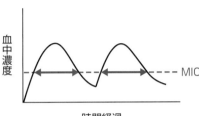

血中濃度 / 時間経過 / MIC

PAEの長い時間依存性抗菌薬

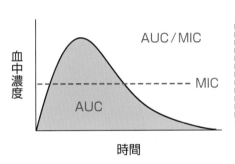

血中濃度 / 時間 / AUC/MIC / MIC / AUC

体内（血液中）に入ってくる
総薬物量を増やす

⬇

AUCが増える

複数回に分けて少量投与

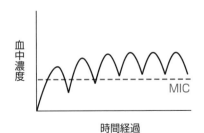

血中濃度 / 時間経過 / MIC

ポイント アドバイス

細菌の基本的なルールを学ぶ

細菌を学ぶとき、グラム陽性球菌とグラム陰性桿菌に注目します。これらの細菌が臨床現場で問題になりやすいからです。抗菌薬ごとに「グラム陽性菌やグラム陰性菌への効果はどれくらいか」などの特徴を押さえます。やみくもに覚えるのではなく、基本的なルールから学ぶのが理解のコツです。

第5章　抗菌薬の適正な使用

薬の有効性と安全性の評価

使用に当たって注意が必要となる薬物の場合、TDMを実施することがあります。

Point
- 血中濃度の測定を必要とする抗菌薬が存在する。
- TDMではピーク値とトラフ値を測定する。

TDMとは

血中濃度を測定することにより、薬の有効性と安全性を評価することを**TDM**といいます。TDMを実施すると、薬の効果を最大限に引き出しながら副作用を抑えることができます。抗菌薬でいえば、グリコペプチド系抗生物質とアミノグリコシド系抗生物質がTDMの対象になります。

特に、アミノグリコシド系では副作用として腎機能障害や聴力障害が知られています。つまり、腎臓の機能が悪化して人工透析を必要とするようになることがあります。また、平衡感覚がなくなったり、耳の聞こえが悪くなったりします。このような副作用は、血中濃度を下げることで抑制できます。したがって、副作用を回避するためにも、薬を投与する前は血中濃度を低下させます。

また、耐性菌が出現しないように投与量を調節することも、TDMでは重要です。つまり、薬が適切な濃度に達しているかどうかを調べることが必要です。

ピーク値とトラフ値

TDMでは、ピーク値（Cmax：最高血中濃度）とトラフ値（血中濃度が最も低い値）を調べます。

薬を投与したあと、血中濃度は**ピーク値**まで上昇し、徐々に下がっていきます。ここでもう一度薬を投与すれば、血中濃度は再び上昇します。このとき、次の薬を投与する直前は血中濃度が最も低くなっています。このときの値がトラフ値です。

実際にTDMを行う場合、トラフ値の測定が行われます。**トラフ値**は、副作用を回避したり、耐性菌の出現防止の指標として用いられたりします。ピーク値の測定は、必要に応じて実施されます。

TDMを行う意義

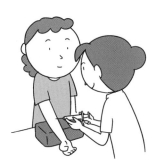

● 定期的な血中濃度の測定

- ●副作用の回避
- ●耐性菌出現の抑制

TDMによる副作用の回避

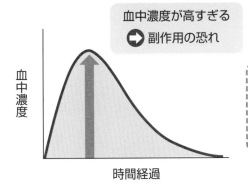

血中濃度が高すぎる
➡ 副作用の恐れ

血中濃度

時間経過

アミノグリコシド系抗生物質
⬇
腎機能障害、聴力障害

TDMで重要となるピーク値とトラフ値

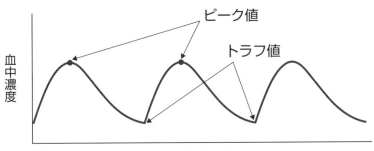

ピーク値

トラフ値

血中濃度

時間経過

5-8 抗菌薬を併用する目的

単剤投与が基本となる抗菌薬ですが、併用する場合も存在します。

Point
- 抗菌薬を併用するのは3つの理由がある。
- 抗菌薬の併用によって、効果の減弱を招くことがある。

抗菌薬を併用する理由

　細菌感染症を治療するとき、通常は抗菌薬を単剤で使用します。ただし、場合によっては2つ以上の抗菌薬を併用することがあります。これには、「抗菌スペクトルの拡大」「シナジー効果を得る」「耐性化を防ぐ」などの目的があります。

　最初に、抗菌薬によって抗菌スペクトルは決まっています。そこで、複数の薬を併用することでより多くの細菌をカバーできます。これが、**抗菌スペクトル**の拡大です。

　次に、抗菌薬の組み合わせによっては「1＋1＝2」ではなく、3にも5にもなる場合があります。これを**シナジー効果**（相乗効果）といいます。ST合剤は2つの薬を組み合わせていますが、これはシナジー効果を狙っているためです。また、β-ラクタム系とアミノグリコシド系を併用することで、シナジー効果を狙うこともあります。

　最後に、併用による耐性化の防止については、結核の治療などで行われます。結核を治すとき、3剤以上の抗結核薬を併用します。単剤だけだと、抗菌薬に対する耐性菌が必ず出現するからです。しかし、複数の薬に対して一気に耐性化する確率は低いため、結核の治療では多くの薬を併用します。このような考えは、抗ウイルス薬を使用するHIV感染症の治療にも応用されています。

薬の併用で効果が減弱する

　シナジー効果があるということは、その逆も存在します。抗菌薬によっては、併用によって効果を弱めてしまうことがあります。抗菌薬はただ併用すればよいのではなく、その性質を見極める必要があります。

抗菌薬を併用するときの意義

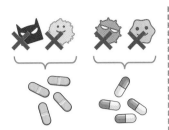 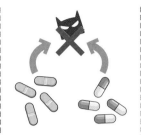 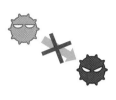

抗菌スペクトルの拡大 シナジー効果を得る 耐性化を防ぐ

シナジー効果、相加効果、相反効果とは

● シナジー効果（相乗効果）

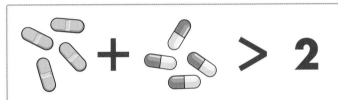

● 相加効果

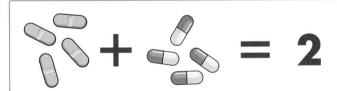

● 相反効果

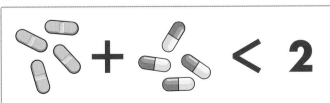

5-9 腎機能低下患者への投与

患者さんの状態によって薬の作用が違ってきます。これには、腎機能が大きく関わっています。

Point
- 腎機能が低下すると、抗菌薬が排泄されにくくなる。
- 腎機能の評価にはGFRを用いる。

腎機能と薬物排泄

薬は主に「肝臓で代謝される」または「腎臓で排泄される」ことによって、その効果を失っていきます。抗菌薬や抗ウイルス薬を使用するときは腎機能の働きが重要です。TDMを必要とするアミノグリコシド系やグリコペプチド系の抗菌薬は、腎排泄型の薬物です。腎臓の機能が悪くなると薬の排泄が困難になるため、血中濃度が上がりやすくなります。そのため、腎機能低下患者は薬物量を調節しなければいけません。

GFRから腎機能を算出する

腎機能にはGFR（糸球体ろ過速度）と呼ばれる指標があります。腎臓は血液をろ過することで尿をつくりますが、そのときのろ過速度がGFRです。腎機能が低下すると、腎臓でのろ過機能も弱くなります。つまり、GFRが下がります。その結果、薬が尿と共に排泄されにくくなります。

GFRは年齢と性別、血清クレアチニン（SCr）がわかっていれば算出できます。**ク レアチニン**とは、筋肉が活動するときに出る老廃物のようなものです。クレアチニンが血液中にどれだけ含まれているのかを調べ、GFRを出します。

正常な人と比べて、GFRが半分に減っている場合は薬の投与量も半分にします。GFRが１／４になっているとき、投与量を１／４にします。これは大雑把なイメージではありますが、薬の投与量は腎機能に合わせて調整する必要があります。ただし、有効な血中濃度へ素早く上げるために、初回は通常量を投与することがあります。

なお、肝臓での代謝機能も薬の排出に重要です。肝機能が低下したときの投与量調整には、肝障害の重症度を評価するChild-Pugh（チャイルド・ピュー）分類を用いることがあります。

薬物の代謝・排泄を行う肝臓と腎臓

◉薬が体内から消えていく過程

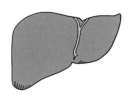

肝臓（薬の形を変換する）

➡️ 代謝する

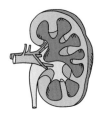

腎臓（尿として薬を出す）

➡️ 排泄する

GFRと血清クレアチニン

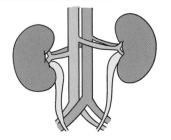

腎臓によるろ過速度＝GFR

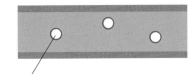

血清クレアチニン
（血液中のクレアチニン）

➡️ この値から、GFRを算出可能

男性のGFR（mL/min/1.73m^2）＝186 × (SCr)$^{-1.154}$ × (年齢)$^{-0.203}$
女性のGFR（mL/min/1.73m^2）＝（男性のGFRで算出された値）× 0.742

GFRによる腎排泄型薬物の投与量の調節

（GFRが正常）

（GFRが1/2）

➡️投与量も1/2

（GFRが1/4）

➡️投与量も1/4

5-10 血中濃度を素早く引き上げる

場合によっては、抗菌薬の作用が早く現れるように工夫します。

PoINT
- 定常状態に達するには、「半減期×4〜5」の時間が必要。
- 素早く効果を出すため、負荷投与を行うことがある。

負荷投与とは

薬を投与したあと、体内の血中濃度が半分になるまでの時間を**半減期**といいます。半減期は薬によって決まっており、半減期1時間程度のものもあれば、半減期が2〜3日にわたる抗菌薬もあります。

点滴などで投与すると、薬の血中濃度は徐々に上がっていきます。このとき、血中濃度はある時点で一定の値を示すようになります。これを**定常状態**といいます。定常状態では、「薬を投与する速度＝薬が代謝・排泄される速度」となっています。

定常状態まで到達させるためには、「半減期×4〜5」の時間が必要になります。そのため、半減期が2〜3日もある抗菌薬では、定常状態に達するまでに約10日もの時間が必要になります。これは、何日もの時間が経たなければ、適切な抗菌薬の効果を得られないことを意味しています。これでは感染症を素早く治療できません。そこで、最初だけ多くの抗菌薬を投与します。要は、定常状態にまで素早く引き上げるのです。これを**負荷投与**といいます。

負荷投与の考え方

負荷投与は、「投与量を増量する」または「投与回数を増やす」ことによって行われます。

腎機能が悪化している人であっても、有効な血中濃度を得るために負荷投与を行います。ただし、腎機能が悪い場合は薬の排泄能力が低下しているため、そのあとは腎機能の状態に応じて抗菌薬の投与量を調節します。

例えば、負荷投与を行うべき抗菌薬にテイコプラニンがあります。これは、この薬の半減期が46〜56時間と長いためです。

負荷投与の意義

● 点滴による投与

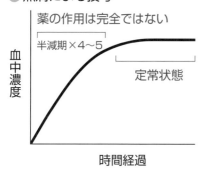

薬の作用は完全ではない

半減期×4〜5

定常状態

血中濃度

時間経過

● 負荷投与を実施

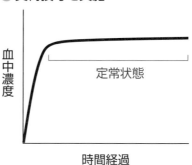

定常状態

血中濃度

時間経過

負荷投与の方法

● 通常の投与

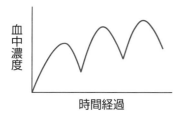

血中濃度

時間経過

● 投与量の増大（最初だけ）

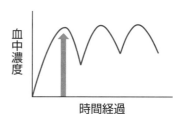

血中濃度

時間経過

● 投与回数を増やす

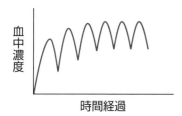

血中濃度

時間経過

ポイントアドバイス

優先度の高い細菌を理解する

すべての細菌を理解するのは非効率です。重要な細菌を理解することだけに専念しましょう。優先度の高い細菌を理解するだけで、ほとんどの感染症に対応できるようになります。わからない細菌に出会ったときは、教科書を開きましょう。

抗菌薬の作用を発揮させた正しい投与

　薬の用法用量を示した書類として、添付文書が知られています。多くの医療従事者は、添付文書に書かれた情報を参考にして薬を使用していきます。

　ただし、添付文書の中には間違った情報が書かれているものもあります。抗菌薬でも、間違ったままの添付文書が現在でも存在します。

　一方、間違いに気が付いて改正された例として、レボフロキサシン（クラビット®）があります。

　この薬はかつて「100mgを1日3回服用する」という用法用量でした。つまり、濃度依存性抗菌薬の服用方法が行われていました。しかし、レボフロキサシンはニューキノロン系抗菌薬です。PK/PD理論で考えれば、濃度依存性の薬であるため、本来は正しくありません。

　そこで現在では、「500mgを1日1回服用する」という用法用量に変更されています。一度に大量投与することによ

り、抗菌薬の作用を最大限に発揮させながら、細菌への耐性化も防ぐ正しい投与法です。

　このように、過去にはPK/PD理論の観点から投与法が是正されたケースが存在します。

　PK/PD理論を理解すれば、「どのような用法用量で使用すればよいか」「この抗菌薬は、なぜこうした使い方をするのか」を自然に理解できるようになります。これが結果として、抗菌薬への深い理解へとつながるのです。

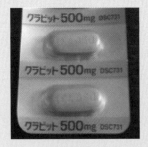

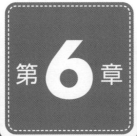

第 **6** 章

生活の中に潜む
病原微生物

　抗菌薬は細菌を殺したり増殖を止めたりする薬のことを指します。その働きを理解するためには、まず相手を知らなければいけません。つまり、病気を引き起こしている微生物について学ぶのです。ただ、無数に存在する微生物をすべて網羅するのは現実的ではありません。

　本章では、感染症を理解するうえで重要な細菌とウイルスだけをピックアップしていきます。感染症で頻繁に問題となる細菌とウイルスを優先的に学ぶことが、病原微生物を理解するための近道です。

6-1 重要な細菌とウイルスを見極める

膨大な病原微生物のすべてを並列で覚えるのは非効率です。
そのために、重要な細菌とウイルスを見極める必要があります。

POINT
- 細菌とウイルスを学ぶときは、優先順位が重要。
- 微生物固有の特徴を理解する。

上位20%を学ぶ

抗菌薬・抗ウイルス薬を理解するためには、まず敵を知らなければいけません。つまり、微生物学を学ぶということです。ただ、微生物学の講義は面白くない内容になりがちです。それは、知識の羅列を押し付けようとするからです。そこで、物事を学ぶときは優先順位を考えなければいけません。

「上位20%の要素が全体の80%を占めている」という法則が**パレートの法則**です。微生物学で言い換えると、発生頻度の高い上位20%の微生物を理解すれば、感染症の80%をカバーできるということになります。パレートの法則は、たいていの状況に当てはまる有名な法則です。

微生物学を学ぶときも、このように考えます。つまり、学ぶべき事柄を選択します。例えば、バイオテロで有名な炭疽菌やかつて猛威をふるっていたペスト菌などを必死で勉強してもいいのですが、実際に必要になる機会はほとんどありません。それよりも、黄色ブドウ球菌や緑膿菌などの理解を深めたほうが効果的です。もしわからない細菌やウイルスに出会っても、教科書を開けばよいだけです。

微生物独自の特徴をつかむ

細菌によって、「もともと抗菌薬が効きにくい」「細胞壁がない」などの特性があります。そこで、その微生物独自の特徴を理解しなければいけません。

抗菌薬の効きにくい細菌であれば、投与する薬を慎重に選ぶ必要があります。また、細胞壁がないのであれば、細胞壁合成を阻害するβ-ラクタム系は無効であると予想できます。このようにして、細菌と抗菌薬を少しずつ紐付けて考えていくのです。

パレートの法則

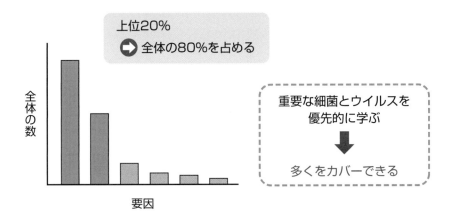

上位20%
➡ 全体の80%を占める

全体の数

要因

重要な細菌とウイルスを
優先的に学ぶ
⬇
多くをカバーできる

細菌ごとの特徴を理解する

例

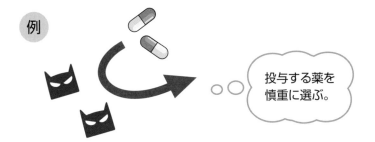

投与する薬を
慎重に選ぶ。

抗菌薬が効きにくい

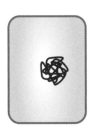

細菌なのに細胞壁がない

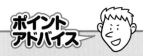

ポイントアドバイス

抗菌薬の法則を理解する

抗菌薬について学ぶときは、最初に大まか
な概要をつかむことから始めましょう。抗
菌薬の数は膨大です。個々について細かく
勉強していくと確実に挫折します。抗菌薬
は種類ごとに一定の法則があります。これ
らの法則を理解すれば、抗菌薬の理解は格
段に進みます。

黄色ブドウ球菌

あらゆる細菌の中でも、黄色ブドウ球菌は最もメジャーな細菌の1つです。

Point
- 感染症だけでなく、黄色ブドウ球菌は食中毒も起こす。
- 多くの抗菌薬が効かないMRSAが問題となっている。

🔵 黄色ブドウ球菌の性質

ブドウ球菌は、ぶどうの房のように見えることからその名前が付けられています。ブドウ球菌の中でも、感染症で特に問題となりやすい細菌が**黄色ブドウ球菌**です。黄色ブドウ球菌はグラム陽性球菌に分類されます。

黄色ブドウ球菌は多くの人が保有している菌であり、皮膚の表面に存在します。通常は無害ですが、抵抗力が弱まるなどのきっかけによって感染症を発症します。例えば、皮膚の傷口から感染すると、膿などを伴う化膿性疾患を生じます。さらに、このような感染が皮膚に留まらずに全身に広がると、肺炎や心内膜炎、骨髄炎などを引き起こすことがあります。

なお、黄色ブドウ球菌は食中毒を起こす菌としても知られています。これは、食物中で黄色ブドウ球菌が増殖し、毒素をつくるために起こります。このときの毒素は熱に強く、加熱処理したとしても毒素を除去することはできません。つまり、加熱によって殺菌しても、食中毒を引き起こす毒素は残ってしまうのです。

🔵 メチシリン耐性黄色ブドウ球菌（MRSA）

黄色ブドウ球菌で問題となりやすいのは、多くの抗菌薬が効かないメチシリン耐性黄色ブドウ球菌（MRSA）です。そこで、MRSAに対抗するためにバンコマイシンという抗生物質が使われてきました。ただし、現在ではバンコマイシンに耐性のある黄色ブドウ球菌も出現しています。

MRSAの感染症では、特に腸炎が問題となります。これは、抗菌薬を使用することで、正常な細菌が死滅してMRSAが生き残るからです。その後、菌交代症の一種として、MRSAが異常増殖して腸炎を起こします。

黄色ブドウ球菌と感染症

● 黄色ブドウ球菌

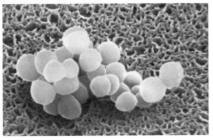

http://www.pref.aichi.jp/0000006013.html

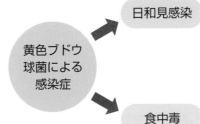

黄色ブドウ球菌による耐熱性毒素の産生

  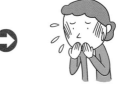

黄色ブドウ球菌　　　耐熱性の毒素　　　加熱処理を施しても
　　　　　　　　　　　　　　　　　　　　食中毒が発生

メチシリン耐性黄色ブドウ球菌（MRSA）

 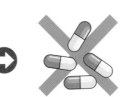 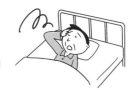

感染症が治らない

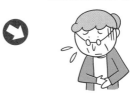

多剤耐性菌　　　　抗菌薬が効かない

菌交代症による腸炎の発症

第6章　生活の中に潜む病原微生物

6-3 化膿レンサ球菌

人食いバクテリアとしても知られる化膿レンサ球菌は、ありふれた細菌です。

Point
- 化膿レンサ球菌は小児で咽頭炎を起こしやすい。
- 化膿レンサ球菌は、まれに劇症症状を引き起こすことがある。

化膿レンサ球菌の性質

化膿レンサ球菌（A群レンサ球菌、A群溶連菌、A群溶血性レンサ球菌）は黄色ブドウ球菌と同じく、グラム陽性球菌です。ただし、ぶどうの房のような形ではなく、球が鎖のように連なった形をしています。

ヒトの上気道（鼻から咽頭までの気道）に存在することが多く、ありふれた細菌です。そのため、通常はあまり注意する必要はありません。場合によっては咽頭炎や扁桃炎を引き起こすことがあります。特に小児では咽頭炎が問題となり、患者数も多く、のどの痛みや発熱、吐き気などの症状が現れます。

化膿レンサ球菌による感染症の治療を行う場合、ペニシリン系抗生物質を最初に用います。もし、ペニシリン系にアレルギーを有する場合は、マクロライド系など他の抗菌薬を使用することもあります。

人食いバクテリア

化膿レンサ球菌は**人食いバクテリア**と呼ばれることがあります。これは、化膿レンサ球菌が筋肉の中などに入り込み、壊死を引き起こすことがあるからです。その結果、多くの臓器が機能不全に陥り、ショック状態となって死に至ります。症状の進行が速く、発症から1日で死亡する事例も多く報告されています。死亡率も高く、30～40％であるとされています。このような、化膿レンサ球菌による急激な症状を**劇症型A群レンサ球菌感染症**といいます。

化膿レンサ球菌はありふれた細菌ですが、場合によっては劇症症状を引き起こすこともあるのです。

化膿レンサ球菌の特徴

●化膿レンサ球菌

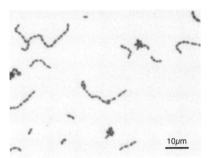

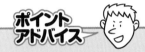

球が鎖のように
連なっている。

10μm

- グラム陽性球菌
- ありふれた細菌
- ヒトの上気道に存在
- ペニシリン系抗生物質を使用

ポイント アドバイス

同じ世代の抗菌薬でも 性質が異なる

抗菌薬では、第一世代や第二世代などと区切られていることがあります。これらは単に開発された期間ごとの区切りです。必ずしも、種類ごとの分類ではありません。同じ世代の抗菌薬であっても、性質がまったく違うことに注意して抗菌薬を理解しましょう。

人食いバクテリアと呼ばれる化膿レンサ球菌

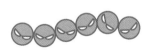

化膿レンサ球菌

人食い
バクテリア

劇症症状 壊死・多臓器不全 死亡

Point
- 腸球菌の病原性はかなり低い。
- ほとんどの抗菌薬が効かないVREが問題となっている。

腸球菌の性質

　腸球菌はヒトを含む多くの哺乳類の腸内に住み着いている細菌です。グラム陽性球菌であり、もともと病原性は非常に低いものです。体内で乳酸を発酵するため、腸球菌は乳酸菌の一種でもあります。腸の働きを整えるために適度に存在することは重要です。このような性質があるため、整腸薬に腸球菌が含まれていることもあります。

　ただし、手術後や他の病気にかかるなどして抵抗力が低下すると、腸球菌によって心内膜炎や敗血症、尿路感染症を生じることがあります

バンコマイシン耐性腸球菌（VRE）

　病原性の低い腸球菌がなぜ問題になるかというと、耐性に関する問題があるからです。細菌が抗菌薬に対して耐性を示すには、自然耐性と獲得耐性の2種類があります。**自然耐性**とは、元から備わっている抗菌薬への耐性のことです。一方、**獲得耐性**は後天的に獲得した耐性機構を指します。

　細菌の中でも、腸球菌は抗菌薬が効きにくい菌として知られています。この理由は、腸球菌が自然耐性を持っているからです。

　さらに、MRSAに対抗するための抗生物質である「バンコマイシン」に対して、初めて耐性を獲得したのも腸球菌です。これを、**バンコマイシン耐性腸球菌（VRE）**といいます。VREによって感染症を発症すると治療は難しくなります。

　なお、VREといっても病原性などはふつうの腸球菌と同程度です。そのため、健康な人に感染して定着したとしても無症状のままです。下痢や腹痛などの症状を起こすこともまれです。

腸球菌の特徴

● 腸球菌

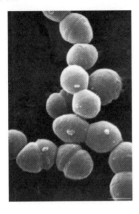

腸球菌が含まれている
整腸薬もある。

- ● グラム陽性球菌
- ● 病原性は非常に低い
- ● 腸内に住み着いている
- ● 整腸薬にも含まれる

自然耐性と獲得耐性

自然耐性　　元から持っている薬剤耐性

獲得耐性　　後天的に獲得した薬剤耐性

耐性菌と通常の細菌での感染力の違い

耐性菌の感染力

- ● 感染力は通常の病原菌と同じ
- ● 耐性菌が定着しても、多くは無症状

➡ 健常人にとっては問題とならない

6-5 肺炎球菌

肺炎球菌は高齢者や小児で問題となりやすい細菌です。

POINT
- 肺炎を引き起こす主な細菌が肺炎球菌である。
- 肺炎球菌による感染症を防ぐため、肺炎球菌ワクチンが有効である。

ペニシリンが有効な肺炎球菌

肺炎を引き起こす原因菌として、最も多い細菌が肺炎球菌です。グラム陽性球菌であり、2つの球が並んだような形をしています。

肺炎球菌はその名のとおり、肺や気管支などの呼吸器感染症を引き起こしやすく、呼吸器に限らず、乳幼児では肺炎球菌が耳に侵入して中耳炎を引き起こすことがあります。また、肺炎球菌が血液へ侵入すると、全身をめぐるようになります。これがきっかけとなり、乳幼児では肺炎球菌による細菌性髄膜炎を生じることがあります。

肺炎球菌にはペニシリン系抗生物質が有効です。実際、小児の中耳炎などにも、ペニシリン系が主に使用されます。ただし、ペニシリン耐性肺炎球菌が増加していることが、治療に大きな影を落としています。

肺炎球菌ワクチン

肺炎球菌にはワクチンが存在します。ワクチン接種により、肺炎球菌による感染症を大幅に軽減できます。肺炎球菌ワクチンには、成人用と小児用の2種類が存在します。

成人用の肺炎球菌ワクチンは、高齢者および心臓や呼吸器の病気等の基礎疾患を持つ方に推奨されています。厚生労働省の統計によると、肺炎で亡くなる人の95%以上は65歳以上の高齢者であるとされています。そこで、肺炎で最も問題となりやすい肺炎球菌への抵抗力を付けておくのです。

一方、小児用の肺炎球菌ワクチンは細菌性髄膜炎を予防する目的で使用されます。細菌性髄膜炎は、重症化すると重い障害が残ったり死に至ったりするため、これを防ぐのです。

市中肺炎の原因菌

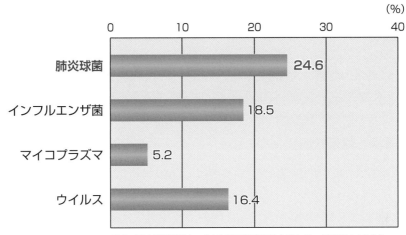

(%)

肺炎球菌	24.6
インフルエンザ菌	18.5
マイコプラズマ	5.2
ウイルス	16.4

出典：日本呼吸器学会、成人市中肺炎診療ガイドライン、2007：15より

● 肺炎球菌（肺炎レンサ球菌）

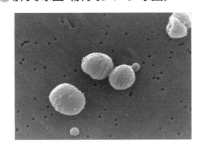

ワクチンは成人用と
小児用がある。

年齢によって異なる肺炎球菌による感染症

65歳以上の高齢者 ➡ 肺炎

小児 ➡ 細菌性髄膜炎

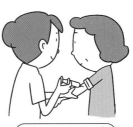

ワクチンで予防

第6章　生活の中に潜む病原微生物

大腸菌

6-6

大腸菌は腸内に生息する細菌ですが、ときに感染症を引き起こすことがあります。

Point
- ふだんは無害な大腸菌であっても、他の部位で検出されると病原性を示す。
- 大腸菌の異所性感染に抗菌薬は有効だが、食中毒では判断が分かれる。

大腸菌と異所性感染

大腸菌はグラム陰性桿菌であり、健康な人の腸の中にたくさん存在します。大腸菌には多くの種類があり、その大多数は人にとって無害です。

ただし、尿路や呼吸器など、通常は存在しない場所に大腸菌が存在すると病原性を示すようになります。例えば、糞便中にはたくさんの大腸菌が存在します。これらの大腸菌が尿道に侵入すると、尿路感染症を引き起こします。特に女性は尿道が短いため、便に含まれる大腸菌によって尿路感染が起こりやすくなります。

このように、ふだんとは異なる場所に細菌が検出されることで、感染症が引き起こされることを**異所性感染**といいます。大腸菌によって異所性感染が起こった場合、抗菌薬の投与が有効です。

腸管出血性大腸菌による食中毒

腸内に存在しているだけであれば、大腸菌の多くは無害です。ただし、下痢や嘔吐を生じさせる大腸菌もいます。このような大腸菌を**病原性大腸菌**といいます。病原性大腸菌としては、腸管出血性大腸菌が有名です。毎年、夏になるとO-157などの大腸菌による食中毒が話題になります。

これら腸管出血性大腸菌は**ベロ毒素**と呼ばれる成分をつくります。これが、腹痛や血便などの症状を引き起こします。

なお、食中毒での抗菌薬の使用は意見が分かれます。中には、抗菌薬によって細菌が死ぬことで細胞内のベロ毒素が大量に放出されて症状が悪化するという報告があります。一方で、早期に抗菌薬を使用すれば食中毒による重症化を防げるという報告もあります。

異所性感染

 大腸菌

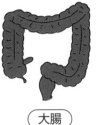

無害 ┃ 有害

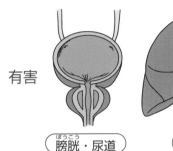 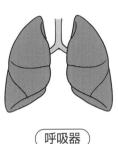

（大腸） （膀胱・尿道） （呼吸器）

腸管出血性大腸菌による悪性症状

| 赤血球の破壊 | 血管内皮細胞の障害 |

↓ ↓

| 溶血性貧血 | 急性腎不全、血小板減少症 |

▼大腸菌
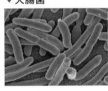

尿毒症による意識障害

病態によって異なる抗菌薬の作用

異所性感染への抗菌薬 有効

食中毒への抗菌薬 意見が分かれる

6-7 緑膿菌

院内感染の原因菌として、緑膿菌は重要です。

POINT
- ●緑膿菌は日和見感染を起こし、健康な人では問題にならない。
- ●緑膿菌は自然耐性を持ち、抗菌薬が効きにくい。

日和見感染する緑膿菌

緑膿菌はグラム陰性桿菌の一種です。緑膿菌が傷口に感染すると緑色に化膿することから、**緑膿菌**と呼ばれています。自然の至るところに存在するありふれた細菌であり、健康な人に病原性を示すことはほとんどありません。

ただし、日和見感染をすることが知られています。そのため、抵抗力の弱った人は緑膿菌による感染症が引き起こされやすく、院内感染の原因菌として緑膿菌は問題となります。

抗菌薬が効きにくい緑膿菌

緑膿菌は抗菌薬に対して自然耐性があります。つまり、もともと抗菌薬が効きにくいのが最大の特徴です。緑膿菌の持つ耐性機構としては、「薬剤の取り込み阻害」「取り込まれた薬剤の排出」「薬剤の分解・修飾」「薬剤標的部位の構造変化」「バイオフィルムの形成」などがあります。

抗菌薬が細胞内に入らなかったり、入ったとしても、細胞の外に放出されたりすれば作用できません。また、抗菌薬が分解されると、薬の効き目はなくなります。さらに、「薬が作用するためのターゲット」の構造が変われば、薬は働かなくなります。最後に、台所などで見られるヌルヌルしたバイオフィルムの形成によっても抗菌薬を遮断します。こうした作用により、緑膿菌は抗菌薬が効きにくいのです。

なお、現在ではほとんどの抗菌薬が効かない**多剤耐性緑膿菌**（MDRP）が確認されています。このような耐性菌によって感染症を発症すると、治療は困難を極めるようになります。

緑膿菌の特徴

● 緑膿菌

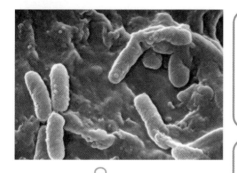

- 自然環境中に存在する常在菌
- 健常者に感染することはまれ
- もともと多くの抗菌薬に耐性を持つ

重篤な症状
- 敗血症
- 肺炎
- 心内膜症
- 中枢神経感染

健康な人に病原性を示すことはない。

緑膿菌の自然耐性

● 緑膿菌に元から備わっている耐性機構

①薬剤の取り込み阻害

②取り込まれた薬剤の排出

③薬剤の分解・修飾

④薬剤標的部位の構造変化

⑤バイオフィルムの形成

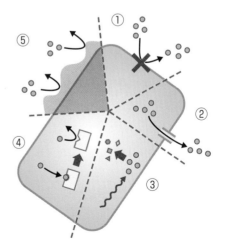

6-8 インフルエンザ菌

ありふれた細菌ですが、重篤な感染症を引き起こすことがあります。

POINT
- インフルエンザとはまったく関係がない。
- 細菌性髄膜炎の予防にHibワクチンが有効である。

インフルエンザ菌の性質

インフルエンザ菌はグラム陰性桿菌であり、肺炎球菌と同じように肺炎や中耳炎、細菌性髄膜炎などの原因菌として知られています。かつて、インフルエンザ患者から分離された菌であったため、現在の名前が付けられました。しかし、実際はインフルエンザの発症とはまったく関係ありません。

インフルエンザ菌はヒトの上気道粘膜に存在します。小児の多くが保有している、ありふれた菌ですが、抵抗力が低下すると場合によっては先に挙げた感染症を生じることがあります。

Hibワクチン

インフルエンザ菌はいくつかの種類に分けられます。その中でも、細菌性髄膜炎を引き起こす菌としてインフルエンザ菌b型が知られています。インフルエンザ菌b型は別名でHib（ヒブ）とも呼ばれます。

細菌性髄膜炎の約60%はHibによって引き起こされます。そこで、小児の細菌性髄膜炎を予防するために、Hibワクチンの接種が行われています。

同じように細菌性髄膜炎を引き起こす細菌として、肺炎球菌をすでに紹介しました。細菌性髄膜炎の原因菌のうち、肺炎球菌は約20%を占めます。Hibと肺炎球菌を合わせて約80%になるため、両方のワクチン接種によってかなりの細菌性髄膜炎を予防できます。

細菌性髄膜炎は治療が難しく、最悪の場合は死に至ります。治ったとしても、知的障害や難聴などの障害を残すことも多いことから、病気を発症しないように予防することが最も重要です。

インフルエンザ菌の特徴

● インフルエンザ菌

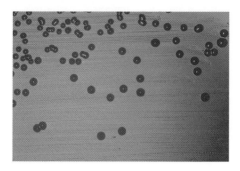

- グラム陰性桿菌
- 肺炎、中耳炎、細菌性髄膜炎などの原因菌
- インフルエンザとは関係ない

（ワクチン普及前の）細菌性髄膜炎の原因菌

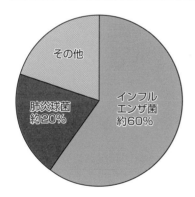

その他

肺炎球菌
約20%

インフルエンザ菌
約60%

インフルエンザ菌b型
（別名：Hib）

↓

細菌性髄膜炎の原因菌

ワクチンによる細菌性髄膜炎の予防

Hibワクチン

肺炎球菌ワクチン

小児の細菌性髄膜炎の約8割を予防

第6章　生活の中に潜む病原微生物

6-9 マイコプラズマ

細菌とウイルスの中間に位置する生物がマイコプラズマです。

POINT
- マイコプラズマには、細胞壁が存在しない。
- マイコプラズマでは、肺炎が問題となりやすい。

マイコプラズマの性質

細菌の中でも、最もサイズの小さい菌が**マイコプラズマ**です。ウイルスよりも大きく、一般的な細菌に比べるとかなり小さいため、「細菌とウイルスの中間にいる生物」といわれることもあります。

その最大の特徴は、一般的な細菌とは違って細胞壁を持たないことです。β-ラクタム系抗生物質は細胞壁合成を阻害することで殺菌作用を示すため、この系統の薬はマイコプラズマに対して無効です。β-ラクタム系には、ペニシリン系、セフェム系、カルバペネム系などの抗生物質があります。

なお、マイコプラズマはウイルスとも異なるため、栄養があれば自ら増殖していきます。

マイコプラズマ肺炎

マイコプラズマは気道に感染するため、呼吸器系の感染症を引き起こします。マイコプラズマによる感染症では、特にマイコプラズマ肺炎が問題になりやすく、肺炎球菌による肺炎が高齢者で見られるのに対して、マイコプラズマ肺炎は若い人で多く確認されます。

マイコプラズマ肺炎の治療では抗菌薬が投与され、マクロライド系、テトラサイクリン系、ニューキノロン系が有効です。副作用の観点から、小児ではマクロライド系が推奨されています。

ただ、マイコプラズマも他の細菌と同様に、耐性菌が大きな問題になっています。マクロライド系の効きが悪い場合、他の種類の抗菌薬に変えて投与しなければなりません。

マイコプラズマの大きさ

● 大きさの順位

 < 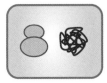 <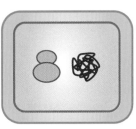

| ウイルス | マイコプラズマ | 一般的な細菌 |

β-ラクタム系が効かないマイコプラズマ

- 最もサイズの小さい細菌
- マイコプラズマ肺炎を
  引き起こす
- 細胞壁がない

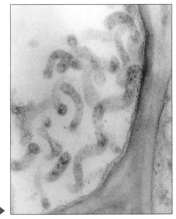

マイコプラズマ ▶

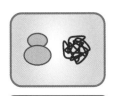

マイコプラズマ

細胞壁が存在しない

β-ラクタム系は効かない

第6章 生活の中に潜む病原微生物

6-10 結核菌

結核は現在でも問題となる感染症の1つです。

Point
- 結核は3剤以上を併用して服用する。
- 結核の治療では、DOTSが採用されている。

結核菌の性質

かつて、国民病とまで呼ばれ、不治の病として多くの死者を出した病気に**結核**があります。治療薬が開発されてからは結核の患者数が激減しましたが、現在でも毎年約2000人の死者がいます。

結核菌によって結核を発症しますが、これはグラム陽性桿菌に分類されます。その多くは肺結核であり、発熱、体重減少、食欲不振などの症状が現れます。

結核菌は咳などによって外に放出され、空気感染します。ただし、結核菌に感染したからといって、すぐに発症するわけではありません。感染後に発病するのは、10～15%程度です。しかし、免疫力の低下や手術などによって抵抗力が弱まると、体内に潜んでいた結核菌が結核を引き起こすことがあります。

結核の治療

結核を治療するとき、3～4剤など複数の薬を併用して投与することはすでに述べました。これは、耐性菌の出現を防止するためです。

当たり前ですが、薬を服用しなければ結核を治療できません。結核を治療に導くために最も重要な要素は、「抗結核薬を毎日服用してもらう」ことです。

そこで、外来などで薬を手渡すのではなく、医療従事者が見ている前で服用させる方式が広く採用されています。これを**DOTS**といいます。適切な治療効果を得るためにも、耐性菌の出現を防ぐためにも、DOTSを実施することが重要なのです。

なお、結核の治療は最低6か月です。結核菌は増殖速度が遅いため、これだけの長い期間、薬を服用する必要があります。

結核を発症するときの推移

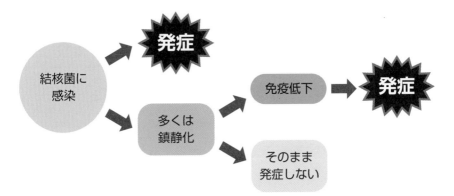

結核治療のポイント

- 薬を毎日確実に服用する
- 3剤以上を併用する
  （耐性菌の出現を抑えるため）
- 治療は最低でも6か月

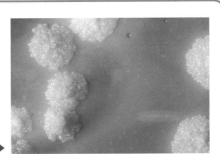

結核菌▶

DOTSの概念と意義

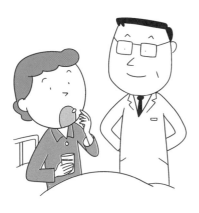

医療従事者が見ている前で服用する

 DOTS

- 適切な治療効果を得る
- 耐性菌の出現を防ぐ

ライノウイルス、コロナウイルス

風邪や重い呼吸器感染症を引き起こすウイルスについて学びます。

- 風邪の主な原因は、ライノウイルス、4種のコロナウイルス。
- コロナウイルスのうち3種類が大規模なアウトブレイクを引き起こしている。

ライノウイルスは代表的な風邪の原因ウイルス

風邪の原因は、80〜90%がウイルスだといわれています。主な原因ウイルスとしては、ライノウイルス、コロナウイルスが多く、RSウイルス、パラインフルエンザウイルス、アデノウイルスなどが続きます。

ライノウイルスはピコルナウイルス科、ライノウイルス属に属するRNA型ウイルスの総称です。年間を通じて見られますが、特に春と秋に多く見られます。ライノウイルスには100以上の血清型があるとされます。そのため、ヒトへの感染を繰り返したり、ワクチンの開発が困難だったりします。

コロナウイルスの種類と特徴

現在、ヒトに感染するコロナウイルスは7種類知られており、そのうち4種類は風邪の原因ウイルスです。冬に流行のピークが見られます。多くの感染者は軽症ですが、高熱を引き起こすこともあります。他の3種類は、ときに死に至る呼吸器感染症、大規模なアウトブレイクを引き起こしています。

2002年、中国広東省でSARS（重症急性呼吸器症候群）が発生しました。SARSは、2002年11月から2003年7月の間に30を超える国や地域に拡大し、8000人を超える感染者を出しました。2012年には、中東でMERS（中東呼吸器症候群）が発生しました。2019年11月までに、27か国で2494人の感染者が報告され、そのうち858人が死亡しています。

そして2019年12月末、中国の湖北省武漢市で新型コロナウイルス（SARS-CoV-2）が初めて確認されました。その後、約半年間で全世界の感染者数1010万人、死亡者数50.1万人（2020年6月29日時点）と世界的流行を引き起こしています。

風邪の原因ウイルス

風邪症状の原因ウイルス	推定年間症例割合
ライノウイルス	30〜50%
コロナウイルス	10〜15%
インフルエンザウイルス	5〜15%
RSウイルス	5%
パラインフルエンザウイルス	5%
アデノウイルス	＜5%
エンテロウイルス	＜5%

コロナウイルスの種類

	風邪	SARS （重症急性呼吸器症候群）	MERS （中東呼吸器症候群）
原因	ヒトコロナウイルス （4種類）	SARSコロナウイルス	MERSコロナウイルス
発生年	毎年	2002〜2003年	2012年〜
流行地域	世界中	中国広東省	アラビア半島とその周辺地域
感染者数	風邪の原因の10〜15%	8098人	2494人 （2019年11月時点）
致死率	極めてまれ	9.4%	34.4%

	新型コロナウイルス 感染症（COVID-19）
原因	SARS-CoV-2
発生年	2019年12月〜
流行地域	世界中
感染者数	2200万人 （2020年8月19日時点）
致死率	3.5%（全世界の平均）

6-12 インフルエンザウイルス

インフルエンザは重くなりやすく、風邪とは分けて考えるべき疾患です。

POINT
- A型インフルエンザは、世界的に大流行の原因となる。
- インフルエンザは重症化に注意。

インフルエンザウイルスの型と流行

インフルエンザウイルスには、A型、B型、C型の3つの型があります。日本の冬などに流行するのはA型とB型です。A型とB型ウイルスの表面には、ヘマグルチニン（HA）とノイラミニダーゼ（NA）があります。特にA型では、ヘマグルチニンが16種類（H1〜H16）と、ノイラミニダーゼが9種類（N1〜N9）の組み合わせによって、144通りの亜型に分類されます。例えば、ヘマグルチニンがH1で、ノイラミニダーゼがN1であれば、**A（H1N1）亜型**と呼ばれます。

A型インフルエンザは、数年から数十年ごとに世界的に大流行しています。1918年にスペインかぜ（H1N1）が出現し、その後39年間続きました。1957年にはアジアかぜ（H2N2）が発生し、11年間続きました。1968年には香港型（H3N2）が現れ、次いで1977年にソ連型（H1N1）が加わりました。薬による治療は、症状を緩和させる対症療法が基本となります。

風邪とインフルエンザの違い

一般的に、風邪は様々なウイルスによって起こります。風邪の多くは、のどの痛み、鼻汁、くしゃみや咳等の症状が中心で、全身症状はあまり見られません。発熱もインフルエンザほど高くなく、重症化することはあまりありません。

一方、インフルエンザは、インフルエンザウイルスによって起こります。38℃以上の発熱、頭痛、関節痛、筋肉痛、全身倦怠感などの症状が、比較的急速に現れるのが特徴です。風邪と同じように、のどの痛み、鼻汁、咳等の症状も見られます。まれに急性脳炎や肺炎といった合併症を引き起こし、重症になることがあります。抗インフルエンザウイルス薬でウイルスの増殖を抑えたり、対症療法によって治療されます。

インフルエンザウイルスの特徴

ヘマグルチニン（HA）

ノイラミニダーゼ（NA）

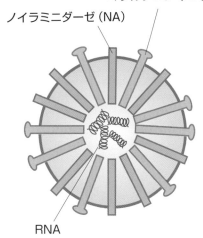

RNA

●インフルエンザウイルスの種類
　➡A型、B型、C型の3種類

●毎年流行を起こすウイルス
　➡A型とB型

●パンデミックを起こすウイルス
　➡A型のみ

●A型におけるHAとNAの種類
　➡HA：16種類、NA：9種類

風邪とインフルエンザ

	風邪（かぜ症候群）	インフルエンザ
主な症状	鼻水、咳、くしゃみ	頭痛、筋肉痛、関節痛
熱	微熱	38℃以上の高熱
悪寒	軽い	強い
進行	ゆるやか	急激
合併症	少ない	急性脳症や肺炎など
病原微生物	ライノウイルス コロナウイルス アデノウイルス　など	インフルエンザウイルス

第6章　生活の中に潜む病原微生物

ヘルペスウイルス

ヘルペスウイルスは一度感染すると生涯付き合わなければなりません。

Point
- ヘルペスウイルスは、皮疹やがんなど様々な病気の原因となる。
- 人間に感染する主なヘルペスウイルスは8種類。

単純ヘルペスウイルスと水痘・帯状疱疹ウイルス

ヘルペスウイルスはどれも、一度感染すると体内に潜伏した状態で留まるため、感染は一生のあいだ続きます。

よく見られるヘルペスウイルスに、単純ヘルペスウイルス1型、単純ヘルペスウイルス2型、水痘・帯状疱疹ウイルス（ヘルペスウイルス3型）があります。口の周りに水疱ができる口唇ヘルペスという病気があります。これは、単純ヘルペスウイルス1型によるもので、免疫力が低下したときなどに多く見られます。また、このウイルスは、単純ヘルペスウイルス2型と同様に性器ヘルペスを引き起こします。

水痘・帯状疱疹ウイルスは、初めて感染した場合に、水痘（水ぼうそう）を引き起こします。一度感染した水痘・帯状疱疹ウイルスは、体の中に潜んでいますが、免疫の状態が乱れたりすると再び増え始めます。このときに起こる帯状の皮疹が、**帯状疱疹**です。

その他のヘルペスウイルス

EBウイルス（ヘルペスウイルス4型）は、伝染性単核症（キス病）を引き起こしたり、特定のがん（バーキットリンパ腫など）との関連が判明しています。

サイトメガロウイルス（ヘルペスウイルス5型）は、新生児や免疫機能が低下している人に間質性肺炎、網膜炎など重度の日和見感染をもたらします。

ヒトヘルペスウイルス6型と7型は、乳幼児に突発性発疹を引き起こします。カポジ肉腫関連ヘルペスウイルス（ヘルペスウイルス8型）は、エイズ患者などに特定のがん（カポジ肉腫など）を引き起こします。

単純ヘルペスウイルス感染症

● 単純ヘルペスウイルス 1 型

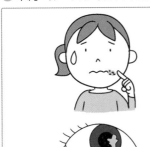

唇にできるヘルペス（口唇ヘルペス）や、眼の角膜にできる潰瘍の原因となることが多い

● 単純ヘルペスウイルス 2 型

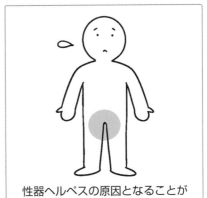

性器ヘルペスの原因となることが多い

この区別はそれほどはっきりしたものではなく、単純ヘルペスウイルス 1 型が性器ヘルペスを引き起こすこともあります。また、消化管や脳など、体の他の部位に感染することもあります。

水痘・帯状疱疹ウイルス

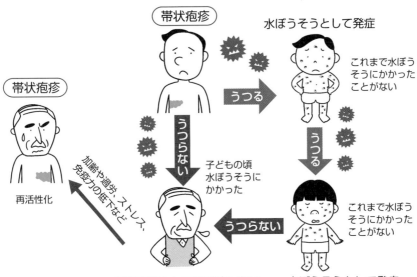

帯状疱疹

帯状疱疹

水ぼうそうとして発症

うつる

これまで水ぼうそうにかかったことがない

うつる

うつらない

子どもの頃水ぼうそうにかかった

加齢や過労、ストレス、免疫力の低下など

再活性化

うつらない

これまで水ぼうそうにかかったことがない

帯状疱疹としては発症しない

水ぼうそうとして発症

ワクチンの効果と病気の予防

病気になったとき、それを治療することは重要です。ただし、病気を発症しないように気を付けることはもっと大事です。つまり、予防について考えなければいけません。感染症であれば、予防に大きな効果を発揮する医薬品に**ワクチン**があります。

かつて、世界で猛威をふるっていた感染症に天然痘があります。ただ、現在では天然痘を発症する人はいません。ワクチンの普及によって、天然痘は撲滅されたからです。それだけ、ワクチンには大きな効果があります。

ワクチンといえば、ウイルスに対するワクチンが広く使用されています。

現在では肺炎球菌ワクチンやHibワクチンなど、細菌へのワクチンも普及しています。これらワクチンには、感染症を防ぐだけでなく、実際に病気を発症したときに症状を和らげる作用もあります。感染症によって重篤な状態に陥るのを防ぐためにも、予防という意味でワクチンは重要です。

なお、感染症の予防ができる対策はワクチンだけではありません。例えば、高齢者の誤嚥性肺炎を防ぐために口腔ケアを施すことは大切です。また、適切な消毒薬を使用することにより、感染源を遮断する措置も有効です。もちろん、手洗い、うがいの徹底も感染症の予防になります。

こうした対策を講じていれば、感染症の発症リスクを抑えることができます。病気を発症しないことが、本来は何よりも大切です。

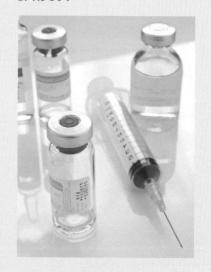

第 **7** 章

抗菌薬・抗ウイルス薬の
種類と内服薬

糖尿病や高血圧などの薬に比べて、抗菌薬・抗ウイルス薬
は種類が多くつまずきやすい分野です。

しかしながら、抗菌薬・抗ウイルス薬はそれぞれに明確な
特徴があります。そこで、最初に薬の種類ごとに大まかな性
質を押さえておきます。すると、薬を個別に学ぶとき、容易に
理解できるようになっているはずです。

本章では、抗菌薬・抗ウイルス薬の性質や分類に焦点を当
てていきます。そこから、これまでの知識を統合して、薬の扱
い方や注意点まで見ていきます。

図解入門
How-nual

抗菌薬を学ぶ前に

7-1

やみくもに勉強しても抗菌薬は頭の中に入ってきません。そこで、まずは概要をつかむ必要があります。

POINT
- 抗菌薬の種類ごとの概要を理解する。
- 種類ごとに、重要な抗菌薬や特性を押さえておく。

🔲 抗菌薬の特徴を把握する

　　抗菌薬は種類が多いため、どのように使い分ければいいのかわかりにくいものです。そこで、ここでは個別の薬を詳しく見るのではなく、抗菌薬の種類ごとにザックリと大まかな概要をつかめるように解説していきます。そのためには、これまで解説してきた知識を復習する必要があります。

　　それぞれの抗菌薬について、

- 濃度依存性と時間依存性のどちらか。
- グラム陽性菌やグラム陰性菌への作用はどうなっているか。
- MRSAや緑膿菌に効くのか。
- 副作用への注意点は何か。
- 投与法に気を付けるべき点はあるか。

などを確認します。これを、抗菌薬の種類ごとに当てはめていくのです。

🔲 重要な抗菌薬を理解する

　　細菌学を勉強するときと同じく、抗菌薬でも重要な箇所から理解しなければいけません。抗菌薬の特徴をいきなり個別に覚えようとしても挫折します。抗菌薬の種類は多く、それぞれの違いは細かいからです。

　　だからこそ、最初に概要をつかむ必要があります。抗菌薬の特徴は種類によってある程度決まっているため、これらを把握したあとに個別の薬を細かく勉強していくのです。採用している抗菌薬は、医療機関ごとに異なるため、あとは自分で勉強していけば問題ありません。

抗菌薬の概要を見極める

● 濃度依存性

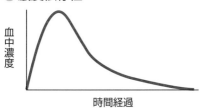

血中濃度

時間経過

● 時間依存性

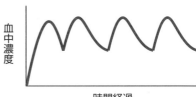

血中濃度

時間経過

● グラム陽性（紫色に染まる）

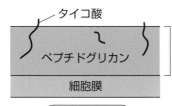

タイコ酸

ペプチドグリカン

細胞膜

細胞壁

グラム陽性菌

● グラム陰性（赤色に染まる）

脂質やタンパク質など

外膜

ペプチドグリカン

細胞膜

グラム陰性菌

● 耐性菌への作用

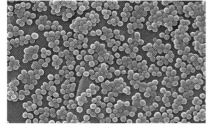

▼MRSA

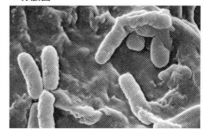

▼緑膿菌

● 副作用の懸念

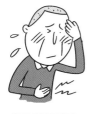

アレルギー

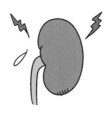

腎障害

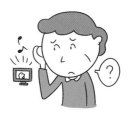

聴力障害

第7章　抗菌薬・抗ウイルス薬の種類と内服薬

7-2 ペニシリン系抗生物質（1）

抗菌薬を学ぶとき、必ずペニシリンから始める必要があります。

PoiNt
- ●ペニシリン系抗生物質は、3つに分けることができる。
- ●ペニシリンGは、主にグラム陽性球菌をカバーする。

ペニシリンの分類

ペニシリンはすべての抗菌薬の基本です。そのため、抗菌薬を学ぶときはペニシリン系抗生物質を理解することから始めます。国内で使用されるペニシリン系は大きく3つに分けることができます。それは、**古典的ペニシリン、アミノペニシリン、抗緑膿菌ペニシリン**です。

古典的ペニシリン

最初に開発された抗生物質はペニシリンです。より正確にいうと、ペニシリンとはペニシリンGのことを指します。このペニシリンGが古典的ペニシリンに分類されます。

ペニシリンGはグラム陽性球菌に対して効果を有します。そのため、黄色ブドウ球菌や化膿レンサ球菌、肺炎球菌などに対して効果を示します。ただ、黄色ブドウ球菌については、すぐにβ-ラクタマーゼをつくって耐性を獲得したため、現在では使用されません。肺炎球菌についても耐性菌が確認されています。

また、グラム陰性球菌の淋菌や髄膜炎菌にもペニシリンGは強力な効果を示します。ただし、淋菌は耐性化が進んでいるので、使用できない場合が多いといえます。

なお、梅毒を治療するときはペニシリンGの使用を最初に考えます。あらゆる抗菌薬の中でペニシリンGが最も効果が高いからです。

このように、現在でもペニシリンGを活用することがあります。化膿レンサ球菌や肺炎球菌、髄膜炎菌、スピロヘータに対して、ペニシリンGは有効です。ペニシリンが効果を有するのであれば、ペニシリンGを活用したほうが高い治療効果を得られます。つまり、感染症によっては、ペニシリンGのほうがよい選択になります。

ペニシリン系抗生物質の作用機序

ペニシリン結合タンパク質
(PBP)

ペニシリン系抗生物質

阻害

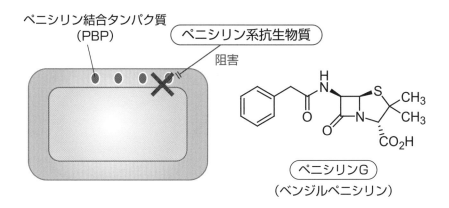

ペニシリンG
（ベンジルペニシリン）

ペニシリン系抗生物質の分類

- 古典的ペニシリン
- アミノペニシリン
- 抗緑膿菌ペニシリン

▼ペニシリンG

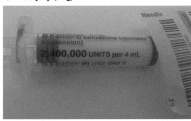

（写真：DanZ）

古典的ペニシリンの特徴

● 古典的ペニシリン ≒ ペニシリンG

ペニシリンG適応微生物

- 化膿レンサ球菌
- 肺炎球菌
- 髄膜炎菌
- スピロヘータ

ペニシリン系抗生物質（2）

グラム陽性球菌だけでなく、さらに多くの細菌をカバーする
ペニシリン系抗生物質が開発されています。

POINT
- アミノペニシリンは、腸球菌やグラム陰性桿菌への効果を有する。
- 抗緑膿菌ペニシリンは、緑膿菌に対しても効果を有する。

アミノペニシリン

　従来のペニシリンは、グラム陽性球菌やグラム陰性球菌への作用が主でした。一方、アミノペニシリンではグラム陰性桿菌の腸内細菌に対しても、効果を有するようになっています。

　ペニシリン系抗生物質は、ペニシリンをもとにして開発された抗菌薬です。ただ、ペニシリンから構造が離れると、一般的にグラム陽性菌への作用が弱まり、グラム陰性菌への効果が強くなります。そのため、ペニシリンに比べて、アミノペニシリンは化膿レンサ球菌や肺炎球菌などへの作用が落ちています。例外として、グラム陽性菌の中でも、腸球菌に対してはペニシリンよりも効果が高いことが認められています。

　なお、アミノペニシリンの中には、β-ラクタマーゼ阻害薬を配合させている薬も存在します。この場合では、β-ラクタマーゼを無効にできるため、多くのグラム陰性菌に対して効果を示し、嫌気性菌にも有効です。

抗緑膿菌ペニシリン

　緑膿菌はもともと抗菌薬が効きにくい細菌です。グラム陽性菌やグラム陰性菌、嫌気性菌に加えて、緑膿菌への効果も有するペニシリン系抗生物質が存在します。これが**抗緑膿菌ペニシリン**です。

　ただし、あらゆる細菌に効果を有するわけではありません。例えば、MRSAに対しては効果を期待できません。また、β-ラクタマーゼをつくっている細菌に対する作用は薄いといえます。

　そこで、抗緑膿菌ペニシリンについても、β-ラクタマーゼ阻害薬を配合している薬が存在します。この場合、多くのグラム陰性菌や嫌気性菌に効果を示します。

ペニシリンの開発に伴う細菌へのカバーの変化

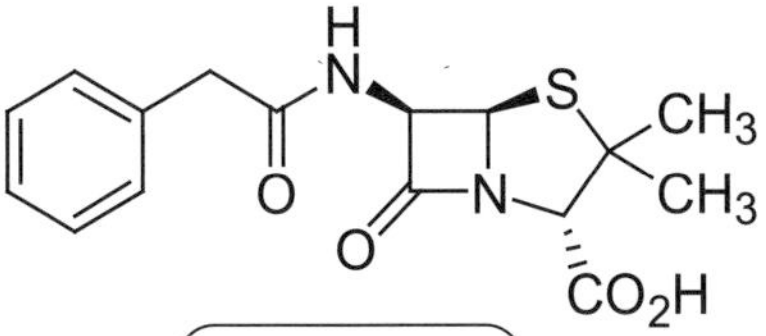

ペニシリンG

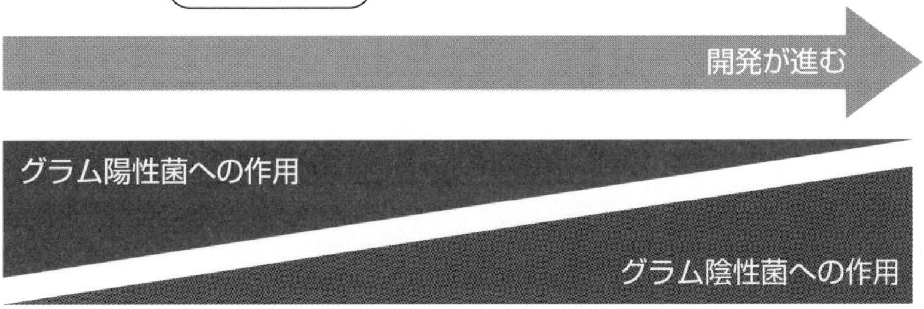

開発が進む

グラム陽性菌への作用

グラム陰性菌への作用

アミノペニシリンの特徴

- グラム陰性桿菌の腸内細菌をカバー
- 腸球菌への作用は強い

抗緑膿菌ペニシリンの特徴

- 緑膿菌への効果を有する
- β-ラクタマーゼ阻害薬の配合で、多くのグラム陰性菌や嫌気性菌に効果あり

7-4 ペニシリン系抗生物質（3）

アレルギーや投与時間など、ペニシリン系抗生物質には注意点があります。

Point
- 抗菌薬によるアレルギーに注意しなければいけない。
- ペニシリン系抗生物質は、時間依存性抗菌薬である。

ペニシリンアレルギー

特定の薬に対して、アレルギーを有する患者さんが存在します。これは、抗菌薬でも同様です。つまり、ペニシリンをはじめとして、抗菌薬に対してアレルギーを持っている人がいるのです。

この場合、多くは代替薬を使用します。つまり、他の種類の抗菌薬に変えることで、治療を継続するのです。あらかじめアレルギーの有無を確認することで、アレルギー反応の発生を防止します。

ただし、ペニシリンアレルギーを持つ人に対して、どうしてもペニシリンを使いたい場合もあります。このときは、少量のペニシリンから始めて徐々に投与量を増やしていきます。つまり、ペニシリンに慣れさせるのです。これを**脱感作**といいます。脱感作を施したあとに抗菌薬投与による治療を行います。

時間依存性抗菌薬

ペニシリン系は時間依存性の抗菌薬であり、PAEが短く、血中濃度が低くなると菌が増殖を始めるため、MIC以上の血中濃度を維持することが重要です。

さらに、ペニシリン系の多くは半減期が1時間程度です。1時間で血中濃度が半分になるため、投与をやめればすぐに体内から薬が消失していきます。これでは、MIC以上の血中濃度を維持することができません。

このような理由から、ペニシリン系を投与するとき、通常は4〜6時間おきの投与が必要になります。朝と夕方の2回投与（12時間間隔）などを行っていると、抗菌薬の作用を十分に発揮させることができません。そこで、頻回投与をすることで、薬の効果を得ながら耐性菌の出現を防止するように調節します。

ペニシリンアレルギーとは

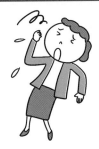

ペニシリンにアレルギーがある

ペニシリン系の使用を控える

脱感作によるペニシリンの使用

● どうしてもペニシリン系を使用したい場合

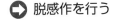 脱感作を行う

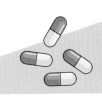
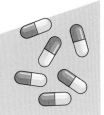

徐々に抗菌薬の量を増やしていく

ペニシリン系抗生物質の特徴

作用機序	細胞壁合成の阻害
作用部位	ペニシリン結合タンパク質（PBP）
特徴	・殺菌性抗菌薬 ・時間依存性抗菌薬（PAE短い） ・頻回投与が必要（通常は4〜6時間おき）

第7章 抗菌薬・抗ウイルス薬の種類と内服薬

セフェム系抗生物質（1）

臨床現場では、セフェム系抗生物質が多く使用されます。そのため、重要度は高いです。

Point
- 第一世代から第四世代まで、大まかな特徴が存在する。
- 第一世代セフェムは黄色ブドウ球菌、レンサ球菌に対して有効である。

セフェム系抗生物質の分類

　セファロスポリンと呼ばれる抗生物質が発見され、これと似た構造を有する薬を**セフェム系抗生物質**といいます。ペニシリン系と同じように、セフェム系もβ-ラクタム環を有しています。セフェム系でよく使われる分類に第一世代、第二世代、第三世代、第四世代があります。ただ、これらは単純に「開発された時期」による分類です。そのため、同じ世代でも性質のまったく異なるセフェム系が存在します。

　一般的に、世代が進むごとにグラム陽性菌がカバーされなくなり、グラム陰性菌をカバーするようになります。つまり、傾向としては、「グラム陽性菌：第一世代＞第二世代＞第三世代」となります。また、「グラム陰性菌：第三世代＞第二世代＞第一世代」と考えます。第四世代については、「第一世代＋第三世代」と認識します。

　ただし、前述のとおり、これは開発された時期による分類であることから、参考程度に留めておいたほうが無難です。つまり、例外がいくつも存在するということです。

第一世代セフェム

　第一世代セフェムは、グラム陽性菌の中でも黄色ブドウ球菌やレンサ球菌に対して使用されます。そのため、これらの細菌によって皮膚や軟部組織（筋肉、血管など）に感染症を生じた場合に有効です。ただ、グラム陰性菌によって皮膚・軟部組織に感染症が起こることもあります。その場合は、グラム陰性菌をカバーする第三世代セフェムを用いることがあります。

　なお、第一世代セフェムは腸球菌に対して効果がありません。すべてのグラム陽性菌に作用を示すわけではないのです。また、緑膿菌や嫌気性菌へのカバーもありません。

セフェム系抗生物質の作用機序

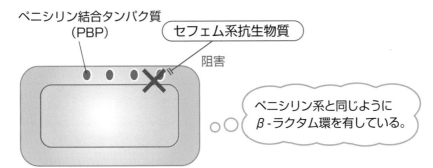

ペニシリン結合タンパク質
（PBP）

セフェム系抗生物質

阻害

ペニシリン系と同じように
β-ラクタム環を有している。

▼セファロスポリン

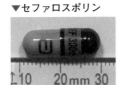

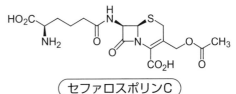

セファロスポリンC

セフェム系抗生物質の分類とカバー細菌の変化

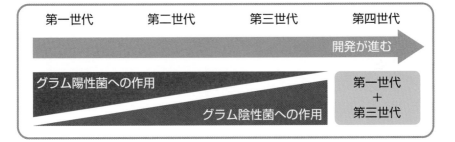

| 第一世代 | 第二世代 | 第三世代 | 第四世代 |

開発が進む

グラム陽性菌への作用

グラム陰性菌への作用

第一世代
＋
第三世代

第一世代セフェムの特徴

- 黄色ブドウ球菌やレンサ球菌に対して使用
- 腸球菌に効果なし
- 緑膿菌、嫌気性菌へのカバーもない

7-6 セフェム系抗生物質（2）

第二世代セフェムや第三世代セフェムでは、同じ分類でも性質が異なることがあります。

PoinT
- 第二世代セフェムは嫌気性菌への効果の有無で区別する。
- 第三世代セフェムは緑膿菌への効果の有無で区別する。

第二世代セフェム

第一世代セフェムはグラム陽性菌をターゲットにしています。一方、第二世代セフェムでは、インフルエンザ菌などグラム陰性菌へのカバーが増えています。

第二世代セフェムは、「市中肺炎（社会生活の中で患った肺炎）や尿路感染症の治療に使われる薬」と「腸管内の感染症に使われる薬」に分類できます。これらは、嫌気性菌をカバーするかどうかで性質が分かれます。前者の市中肺炎に使う薬は嫌気性菌に効果がなく、後者の第二世代セフェムは嫌気性菌に効果を示します。

第三世代セフェム

第三世代セフェムは、大きく「肺炎球菌＋多くのグラム陰性菌に効果を有する薬」と「緑膿菌に効果を有する薬」に分類できます。

前者の抗菌薬は、第二世代セフェムの「嫌気性菌に効かない抗菌薬」と同じように、市中肺炎や尿路感染症などの治療に用いられます。また、第一世代、第二世代セフェムは髄液へ移行しないものの、第三世代セフェムは髄液へ移行します。そのため、第三世代セフェムは細菌性髄膜炎を治療することができます。

それに対して、緑膿菌に効果を示すことが特徴の第三世代セフェムも存在します。主に緑膿菌による感染症を発症したときに実際に活用します。

このように、第二世代セフェムと同様、第三世代セフェムも薬によってまったく異なる特徴を持つことがあります。そのことを認識せずに、例えば「緑膿菌に効果を有する第三世代セフェム」を市中肺炎の治療に使ってはいけません。グラム陽性菌への効果が乏しいからです。この場合、肺炎球菌（グラム陽性菌）などによる市中肺炎をカバーできません。

第二世代セフェムの特徴

・セフォチアム (パンスポリン®)

> 嫌気性菌へのカバーなし
> ➡ 市中肺炎や尿路感染症に使用

・セフメタゾール (セフメタゾン®)

> 嫌気性菌へのカバーあり
> ➡ 腸管内の感染症に使用

第三世代セフェムの特徴

・セフトリアキソン (ロセフィン®)
・セフォタキシム (セフォタックス®)

> 緑膿菌へのカバーなし
> ➡ 市中肺炎や尿路感染症に使用
> 　（髄液への移行性あり）

・セフタジジム (モダシン®)
・セフォペラゾン・スルバクタム (スルペラゾン®)

> 緑膿菌へのカバーあり
> ➡ 緑膿菌による感染症に使用

第7章　抗菌薬・抗ウイルス薬の種類と内服薬

7-7 セフェム系抗生物質（3）

緑膿菌による感染症など、第四世代セフェムは重症例に使用されます。

Point
- 第四世代セフェムは緑膿菌に対して使用される。
- MRSAに効果を有するセフェム系抗生物質も存在する。

第四世代セフェム

第三世代セフェムに比べて、グラム陽性菌へのカバーを増やした抗菌薬が**第四世代セフェム**です。つまり、第一世代と第三世代のセフェムを合わせたような薬です。そのため、グラム陽性菌、グラム陰性菌を幅広くカバーし、緑膿菌へも効果を示すことが特徴です。

白血球の一種である**好中球**が減少しているときの発熱では、第四世代セフェムが有効です。これは、原因菌の１つに緑膿菌が想定されるからです。緑膿菌まで含めて幅広くカバーすることで、感染症を治療するのです。

セフェム系抗生物質の特徴

耐性菌として知られるMRSAに対して、あらゆるβ-ラクタム系抗生物質は無効であると考えられていました。現在ではMRSAへの効果を有するセフェム系抗生物質が開発されています。このような、MRSAに有効なセフェム系を**第五世代セフェム**と表現することがあります。

なお、ほとんどのセフェム系抗生物質は半減期が約１時間です。しかも、セフェム系はPAEの短い時間依存性抗菌薬です。そのため、薬の効果を得るためには１日に何度も薬を投与し、血中濃度を維持しなければなりません。ペニシリン系抗生物質と同じく、投与回数が少ないと効果不十分に陥ります。

ちなみに、すべてのセフェム系抗生物質は腸球菌に対してほとんど効果がありません。第一世代セフェムの説明では、「グラム陽性菌に効果を有する」ではなく、「黄色ブドウ球菌やレンサ球菌に効果を有する」と述べました。これは、セフェム系抗生物質を腸球菌に対して使用できないからです。

第四世代セフェムの特徴

・セフェピム（マキシピーム®）

> 第一世代＋第三世代
> ➡ ・グラム陽性菌・グラム陰性菌を幅広くカバー
> 　　・緑膿菌へも効果を示す

第五世代セフェムの登場

◉ MRSAに効果を有するセフェム系抗生物質

　➡ 第五世代セフェム

セフェム系抗生物質の特徴

作用機序	細胞壁合成の阻害
作用部位	ペニシリン結合タンパク質（PBP）
特徴	・殺菌性抗菌薬 ・時間依存性抗菌薬（PAE短い） ・頻回投与が必要 ・腸球菌へのカバーはどのセフェム系抗生物質もない ・髄液移行性があるのは第三世代と第四世代 ・緑膿菌へのカバーは第三世代と第四世代

7-8 カルバペネム系抗生物質

ほとんどの細菌に作用することが、カルバペネム系抗生物質の特徴です。

Point
- カルバペネム系抗生物質は「効かない菌」を理解することが重要。
- 原則、カルバペネム系抗生物質を最初に使ってはいけない。

効果のない菌を理解する

カルバペネム系抗生物質は、β-ラクタム環を有する抗生物質です。その特徴は「効果のない細菌を数えたほうが効率的なほど広いスペクトルを有する」ことにあります。グラム陽性菌やグラム陰性菌（緑膿菌を含む）、さらには嫌気性菌にまで作用します。

ただし、カルバペネム系が何にでも効くというわけではありません。そこで、効果を示さない細菌を理解しておくことが重要です。効かない菌としては、MRSAや腸球菌、マイコプラズマ、クラミジア、レジオネラなどが該当します。

カルバペネム系抗生物質の性質

カルバペネム系抗生物質の半減期は他のβ-ラクタム系抗生物質と同じく、1時間程度です。さらに、PAEの短い時間依存性抗菌薬です。そのため、投与頻度を多くすることが重要です。1日に何度も薬を投与して、血中濃度を維持しなければいけません。

そのため、外来などの点滴注射でカルバペネム系を用いるのは適切ではありません。半減期が短いため、すぐに血中濃度が下がって薬の効果を得ることができないからです。下手に薬を使えば、効果がないばかりか耐性菌のリスクが増えるだけです。これは、半減期の短い他のβ-ラクタム系にも同じことがいえます。

なお、第4章で述べたとおり、カルバペネム系は使用の制限を考えなければいけない抗菌薬です。これは、耐性菌の出現を防ぐためです。感染症を発症したとき、重症例など特別な場合を除いて、カルバペネム系を最初に投与してはいけません。多くの感染症を治療できるからこそ、切り札としてとっておくべき薬なのです。

カルバペネム系抗生物質の作用機序

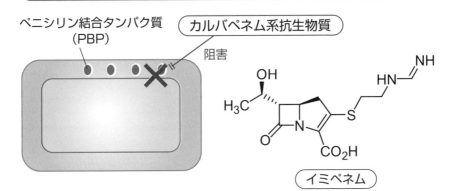

ペニシリン結合タンパク質
（PBP）

カルバペネム系抗生物質

阻害

イミペネム

カルバペネム系抗生物質の特徴

作用機序	細胞壁合成の阻害
作用部位	ペニシリン結合タンパク質（PBP）
特徴	・殺菌性抗菌薬 ・時間依存性抗菌薬（PAE短い） ・頻回投与が必要 ・幅広い細菌をカバー ・緑膿菌へのカバーあり

カルバペネム系抗生物質ではカバーできない細菌例

- ●メチシリン耐性黄色ブドウ球菌（MRSA）
- ●腸球菌
- ●クラミジア
- ●マイコプラズマ
- ●レジオネラ

第7章 抗菌薬・抗ウイルス薬の種類と内服薬

グリコペプチド系抗生物質

MRSAに効果を示す有用な抗生物質ですが、その使い方にはいくつか注意点があります。

POINT
- 主にMRSAに対して、グリコペプチド系抗生物質が使用される。
- グリコペプチド系抗生物質は血中濃度の確認が必要。

グラム陽性菌をカバーする

グリコペプチド系抗生物質としては、バンコマイシンが有名です。グラム陽性菌に対して、グリコペプチド系は効果を有します。もっといえば、MRSAに対して使用されます。一方、グラム陰性菌に対してはほとんど効果を有しません。

グリコペプチド系抗生物質の性質

グリコペプチド系は時間依存性抗菌薬であるため、血中濃度を上げても大きな効果は得られません。ただし、抗菌薬の評価はAUC／MICを用いるため、薬の総量が少なければ十分な効果を得られません。しかも、腎毒性の副作用があるので投与量の調節も必要です。

つまり、「血中濃度を高くしても効果は上がらないし、副作用の問題もあるが、ある程度の濃度は確保しなければいけない」というややこしい性質があります。

そこで、グリコペプチド系は血中濃度を確認しながら投与します。つまり、TDMを実施します。血中濃度の測定では、特にトラフ値（最低濃度）の測定が重要です。薬を投与する直前（次の投与の約30分〜1時間以内）に採血して、血中濃度を測定するのです。薬の作用を得ながら副作用を回避できているかどうかをトラフ値から確かめることが必要です。

なお、グリコペプチド系は投与速度に注意しなければいけません。これは、有名な副作用として**レッドマン症候群**が知られているからです。レッドマン症候群では、上半身に発疹やかゆみなどが起こります。これは、30分以内で投与するなど、グリコペプチド系抗生物質の投与速度が速いと起こります。この副作用を回避するため、薬をゆっくり投与する必要があります。

グリコペプチド系抗生物質の作用機序

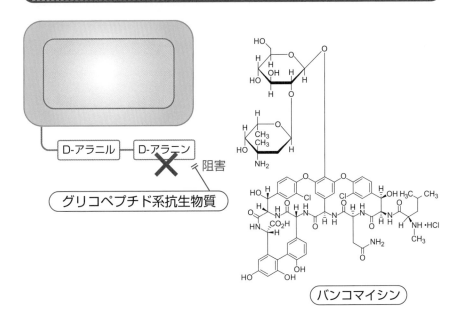

バンコマイシン

グリコペプチド系抗生物質の特徴

作用機序	細胞壁合成の阻害
作用部位	D-アラニル-D-アラニン
特徴	・グラム陽性菌をカバー ・主にMRSAに対して使用 ・グラム陰性桿菌、嫌気性菌はカバーしない ・AUC / MICを用いて抗菌薬の作用を評価 ・トラフ値を測定し、TDMを実施する ・1時間以上かけて投与（レッドマン症候群の回避）

7-10 オキサゾリジノン系抗菌薬

グリコペプチド系抗生物質と同じように、耐性菌へ対抗するために使用されます。

Point
- 主にMRSAなどの多剤耐性菌に対して利用される。
- 経口での吸収率がよく、腎機能悪化による投与量調節も不要である。

多剤耐性菌に活用する

MRSAに対しては、バンコマイシンなどのグリコペプチド系抗生物質が使用されます。ただし、バンコマイシンに耐性を持つ細菌も存在します。この場合は、感染症を治療できません。

そこで、MRSAなどの耐性菌に対して効果を有する他の薬を使用します。それが**オキサゾリジノン系抗菌薬**です。このような薬としては、リネゾリドが知られています。グリコペプチド系と同様に、主にグラム陽性菌に対抗するために使用されます。薬剤耐性のあるグラム陽性球菌に感染したとき、オキサゾリジノン系は有効です。

オキサゾリジノン系抗菌薬の性質

セフェム系抗生物質などでは、薬を経口投与しても腸からの吸収率＊は低いのですが、リネゾリドは薬物動態に優れており、経口で投与したときに約100％の薬が腸管から吸収されます。つまり、注射薬として投与しても口から服用しても、効果に差はありません。両方とも、同量の薬が血液の中に入っていくからです。このような特徴から、同じ量で注射剤と錠剤を切り替えても治療に支障はありません。

また、腎機能が低下することで薬の排泄能が弱ったとしても、投与量の調節は必要ありません。このように非常に便利な薬ですが、投与が2週間以上になると血小板減少症の頻度が高くなると報告されています。

なお、オキサゾリジノン系は時間依存性の抗菌薬であり、AUC／MICによって評価します。そのため、ある程度は血中濃度を維持しつつ、投与量を確保します。

＊…**腸からの吸収率** 薬が消化管から吸収される割合。

194

オキサゾリジノン系抗菌薬の作用機序

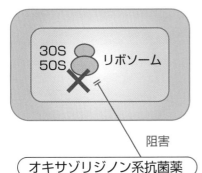

30S
50S リボソーム

阻害

オキサゾリジノン系抗菌薬

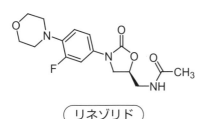

リネゾリド

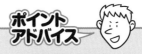

ポイント アドバイス

薬の組み合わせは 無限に存在する

薬を併用するとなると、相互作用まで考慮しなければいけません。すべての薬に関して、「あの薬とこの薬は併用注意」と覚えるのは現実的ではありません。組み合わせが無限に存在するからです。そこでタブレットやスマートフォンを活用すれば、効率的に抗菌薬を選択できます。

オキサゾリジノン系抗菌薬の特徴

作用機序	タンパク質合成の阻害
作用部位	50Sリボソーム
特徴	・グラム陽性菌をカバー ・多剤耐性菌（MRSA、VRE）などに使用 ・経口投与での吸収率は100% ・腎機能低下時の用量調節が不要 ・AUC / MICを用いて抗菌薬の作用を評価 ・2週間以上の投与で血小板減少症の頻度が高くなる

第7章 抗菌薬・抗ウイルス薬の種類と内服薬

7-11 マクロライド系抗生物質

マクロライド系抗生物質は使いやすい薬の1つですが、だからこそ問題点があります。

Point
- マクロライド系抗生物質は広域で副作用も少なく、処方されやすい。
- 交叉耐性などもあり、耐性菌が問題となっている。

処方されやすいマクロライド系抗生物質

マクロライド系抗生物質は広域スペクトルであり、多くのグラム陽性菌、グラム陰性菌に対して効果を有します。ただ、嫌気性菌に対する作用は劣ります。

また、ペニシリンアレルギーを有する場合、マクロライド系を代替薬として使用できます。さらに、副作用も比較的少ないために処方されやすい薬です。

大量に使われることから、マクロライド系への耐性菌は問題になりやすいといえます。例えば、マクロライド系は肺炎球菌や化膿レンサ球菌に対して本来は優れた効果を有する薬ですが、耐性化が進んだ結果、現在ではこれらの感染症を適切に治療できなくなっています。

交叉耐性による耐性菌の出現

マクロライド系で1つでも耐性を獲得すれば、他のマクロライド系の抗菌薬にも耐性を持つようになることが知られています。

例えば、マクロライド系ではエリスロマイシン、クラリスロマイシン、アジスロマイシンなどが知られています。この中でも、細菌がエリスロマイシンに耐性を持つと、クラリスロマイシンやアジスロマイシンまで耐性化します。このような耐性機構を**交叉耐性**といいます。

マクロライド系では、同じ系統の中で薬を変えても大きな意味を持たないことがあります。これは、交叉耐性によって、同一系統の薬すべてに耐性を持っていることが懸念されるからです。

なお、マクロライド系は新しく開発された薬であるほど副作用が減り、半減期が長くなる傾向にあります。そのため、古いマクロライド系はあまり使用されません。

7-12 アミノグリコシド系抗生物質

緑膿菌にも対抗できる抗菌薬ですが、副作用の回避を考えることも重要です。

Point
- グラム陰性桿菌の治療にアミノグリコシド系抗生物質を用いる。
- 腎毒性と聴力障害の副作用に注意する。

アミノグリコシド系抗生物質によるシナジー効果

　アミノグリコシド系抗生物質は、緑膿菌を含むグラム陰性桿菌を治療するために用いられます。グラム陽性菌や嫌気性菌に対してはあまり効果がありません。そのため、グラム陽性菌の治療でアミノグリコシド系を単剤で用いることはありません。

　なお、抗菌薬を併用するのは、シナジー効果によってより高い作用を得ようとするからです。例えば、アミノグリコシド系とβ-ラクタム系を併用すると、薬の作用が増強されることが知られています。このような抗菌薬の併用は、緑膿菌の治療でも行われることがあります。

副作用回避と血中濃度の測定

　アミノグリコシド系抗生物質は濃度依存性の抗菌薬です。また、血中濃度が低くなっても抗菌作用が維持されるため、長いPAEを持ちます。そのため、基本的に1日1回の投与によって治療します。

　ただし、アミノグリコシド系の有名な副作用として腎毒性や聴力障害が知られています。つまり、腎機能が悪化することがあります。また、平衡感覚がなくなったり、耳が聴こえにくくなったりします。これらの副作用は、血中濃度が高いほど現れやすいので、抗菌薬の作用を最大化するために投与量を増やすと、そのぶんだけ副作用に悩まされるようになります。そこで、血中濃度を測定する必要があります。

　ここで測定するのは、ピーク値とトラフ値です。これらの値は、高すぎても低すぎてもいけません。血中濃度が高いと副作用が現れ、その反対に低いと治療効果が不十分になるからです。ピーク値は投与量を調節することで、トラフ値は投与間隔を広げたり縮めたりすることで、それぞれコントロールしていきます。

アミノグリコシド系抗生物質の作用機序

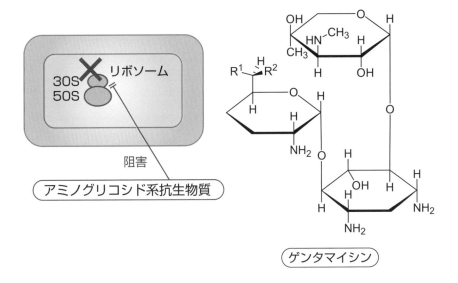

リボソーム

30S
50S

阻害

アミノグリコシド系抗生物質

ゲンタマイシン

アミノグリコシド系抗生物質の特徴

作用機序	タンパク質合成の阻害
作用部位	30Sリボソーム
特徴	・殺菌性抗菌薬 ・濃度依存性抗菌薬（PAE長い） ・1回の投与量を多くするが、副作用にも注意 ・有名な副作用に腎毒性、聴力障害 ・β-ラクタム系との併用でシナジー効果を発揮する ・グラム陰性菌への作用が主（緑膿菌にも効果を示す）

7-13 ニューキノロン系抗菌薬 (1)

処方されやすい抗菌薬の1つに、ニューキノロン系抗菌薬があります。

Point
- ●ニューキノロン系抗菌薬の薬物動態は優れている。
- ●緑膿菌を含む、好気性のグラム陰性菌に優れた効果を有する。

薬物動態に優れるニューキノロン系抗菌薬

ニューキノロン系抗菌薬には薬物動態がよいという特徴があります。例えば、経口投与したときは90〜95%程度が吸収されます。有効成分のほとんどが吸収されるため、同じ量の薬を投与したとき、一般的には静脈注射でも経口投与でも効果は変わらないとされています。

また、肺や尿道、呼吸器、胆道など、各組織への移行性に優れています。そのため、組織に巣食っている細菌を排除するのに十分な濃度を確保できます。

これに加えて、幅広い広域スペクトルを有しています。1剤で多くの細菌をカバーできるため、使いやすい薬です。

ただし、「多くの細菌をカバーする」「薬物動態がよい」などの利点は、薬の乱用によって耐性菌が出現しやすくなるという欠点につながります。

例えば、抗菌薬を用いるとき、「広域スペクトルのセフェム系を用い、次にニューキノロン系を使い、それでも改善しないのでマクロライド系を投与する」などの手法が広く行われています。しかし、これは間違った抗菌薬の使い方です。原因菌が何かを考えずに、広域スペクトルの薬を使い回しているだけだからです。

ニューキノロン系抗菌薬のカバー

ニューキノロン系は多くの細菌をカバーするとはいっても、抗菌薬によって微妙な違いがあります。その中でも「好気性のグラム陰性菌に優れた効果を有する」という基本があります。このときのグラム陰性菌には緑膿菌も含みます。

また、比較的新しいニューキノロン系は肺炎球菌をカバーします。このようなニューキノロン系を特に**レスピラトリーキノロン**といいます。

ニューキノロン系抗菌薬の作用機序

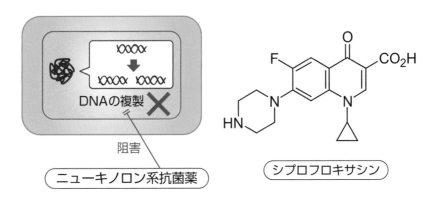

DNAの複製 ✕

阻害

ニューキノロン系抗菌薬

シプロフロキサシン

ニューキノロン系抗菌薬の特徴

作用機序	DNA合成の阻害
作用部位	DNAジャイレース（グラム陰性菌）、トポイソメラーゼⅣ（グラム陽性菌）
特徴	・殺菌性抗菌薬 ・濃度依存性抗菌薬（PAE長い） ・1回の投与量を多くする ・好気性のグラム陰性菌に優れた効果を有する（緑膿菌もカバー） ・組織移行性や経口投与時の吸収率がよい ・交叉耐性に注意

第7章　抗菌薬・抗ウイルス薬の種類と内服薬

7-14 ニューキノロン系抗菌薬 (2)

ニューキノロン系抗菌薬には、適切な使い方が存在します。

PoInt
- 濃度依存性であるため、1回の投与量を多くする必要がある。
- 主に尿路感染症、消化管感染症、呼吸器感染症に使用される。

ニューキノロン系抗菌薬の性質

ニューキノロン系は濃度依存性抗菌薬です。また、長いPAEを有しているため、血中濃度が下がっても抗菌作用は維持されます。

このような性質を有するため、1日1回で大量投与することによって感染症を治療します。高い血中濃度を達成することで、細菌への効果をできるだけ高めるのです。同じ投与量であっても、投与間隔が違えば治療効果は大きく変わってきます。

なお、薬物動態に優れているニューキノロン系ですが、金属製剤 (マグネシウム、鉄など) と同じタイミングで服用してはいけません。これは、抗菌薬の有効成分が金属と結合してしまい、腸から吸収されにくくなるからです。例えば、便秘の治療では酸化マグネシウムが多用されますが、これらと併用すると抗菌薬の効果が落ちます。

ほかには、交叉耐性にも注意しなければいけません。ニューキノロン系に1つでも細菌が耐性を持つと、他のニューキノロン系も効かなくなります。特にグラム陰性菌では、一度耐性を獲得すると、ニューキノロン系全体に対して耐性を持つようになります。

ニューキノロン系が使われる感染症

ニューキノロン系抗菌薬は、尿路感染症、消化管感染症、呼吸器感染症に使われやすく、さらには、骨髄炎、関節炎や前立腺炎にも有効です。薬物動態がよく、多くの細菌をカバーするため、あらゆる場面で多用されます。

ただし、何でもニューキノロン系を使えばよいわけではありません。例えば、中耳炎ではペニシリン系抗生物質を最初に使用します。特別な場合を除き、わざわざニューキノロン系を使う理由はありません。

濃度依存性を示すニューキノロン系抗菌薬

● ニューキノロン系抗菌薬の使い方

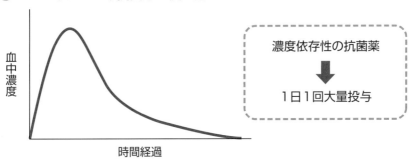

濃度依存性の抗菌薬
⬇
1日1回大量投与

血中濃度 / 時間経過

ニューキノロン系抗菌薬と金属製剤による相互作用

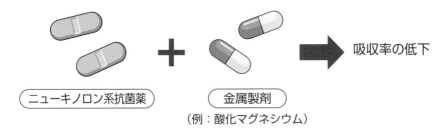

ニューキノロン系抗菌薬 ＋ 金属製剤 ➡ 吸収率の低下
（例：酸化マグネシウム）

ニューキノロン系が主に使用される疾患

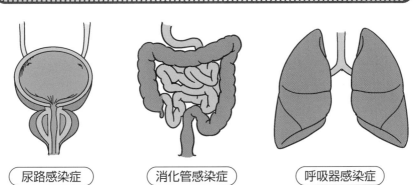

尿路感染症　　消化管感染症　　呼吸器感染症

7-15 テトラサイクリン系抗生物質

使用頻度が高い抗菌薬ではないものの、他の薬にはない特徴があります。

Point
- 広域の抗菌薬であるが、実際に使用する細菌は限られる。
- 耐性を獲得されやすく、副作用に注意が必要である。

広域スペクトルを有するテトラサイクリン系抗生物質

テトラサイクリン系抗生物質の特徴は、その広域スペクトルにあります。カルバペネム系のように、あらゆる細菌に効果を示します。グラム陽性菌やグラム陰性菌だけでなく、嫌気性菌にも効きます。さらには、マイコプラズマやマラリア原虫にも作用します。ただ、緑膿菌へのカバーはありません。

広い抗菌スペクトルを有する抗菌薬は、多用される傾向にあります。しかし、実際にはテトラサイクリン系はそこまで使用されません。

耐性獲得や副作用に注意する

テトラサイクリン系は耐性を獲得されやすく、これには輪状の小さな遺伝子であるプラスミドが関わっています。細菌では、薬剤耐性プラスミドを有していることがあります。このプラスミドが細菌同士で伝わっていくため、テトラサイクリン系では比較的容易に耐性菌が蔓延してしまうのです。多くの細菌に対して効果を示すものの、**耐性菌**という問題があるため、実際に使われる細菌は限定されます。

また、テトラサイクリン系には副作用による問題も存在します。まず、8歳以下の小児や妊婦、授乳婦に対して、テトラサイクリン系の使用を避けるべきです。これは、骨や歯に色素沈着（黄色や茶色など）が起こるからです。

ほかにも、頻度は多くないものの、有名な副作用として日光過敏症が知られています。光を浴びることにより、その部分に紅斑や水膨れが起こるのです。

なお、ニューキノロン系と同様に、テトラサイクリン系も金属製剤と同じタイミングで服用してはいけません。金属と抗菌薬が結合して腸における薬の吸収率が下がるからです。

テトラサイクリン系抗生物質の作用機序

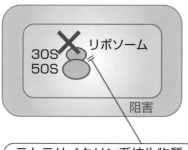

30S
50S

リボソーム

阻害

テトラサイクリン系抗生物質

HO　CH₃　　H₃C　　CH₃
　　　　　　　＼N／

OH

NH₂

OH　　O　　OH　　OH　　O

テトラサイクリン

ポイントアドバイス

抗菌薬の使用では予想が重要

抗菌薬の使用では、予想することが重要です。つまり、「あの臓器に感染しているかもしれない」「原因菌はこの細菌だろう」などの仮説を立てるのです。これにより治療方針が決定します。原因菌がわからなくても広域スペクトルの抗菌薬の使い回しは避けます。

テトラサイクリン系抗生物質の特徴

作用機序	タンパク質合成の阻害
作用部位	30Sリボソーム
特徴	・静菌性抗菌薬 ・耐性を獲得されやすい ・8歳以下の小児や妊婦・授乳婦への使用を避ける ・金属製剤との併用で吸収率低下

第7章　抗菌薬・抗ウイルス薬の種類と内服薬

7-16

ST合剤

古くからあるST合剤ですが、現在でも使用されることがあります。

POINT
- ST合剤は薬物動態に優れている。
- 主に尿路感染症やHIV感染に対して、ST合剤を使用する。

ST合剤の性質

スルファメトキサゾールとトリメトプリムという抗菌薬を、「5：1」の割合で配合したものを**ST合剤**といいます。いわゆる、**サルファ薬**と呼ばれる種類の抗菌薬です。

ST合剤では、両方とも葉酸の合成に関わる経路を阻害することはすでに説明しました。これにより、シナジー効果を得ることができます。

また、この製剤は薬物動態がよいことで知られています。消化管からの吸収率が良好であり、経口投与でも静脈注射でも同等の効果を得ることができます。また、呼吸器や尿路、髄液、骨、前立腺など、多くの組織へ移行するという性質があります。

ST合剤を使う場面

多くのグラム陽性菌、グラム陰性菌にST合剤は効果を有します。つまり、広域スペクトルの抗菌薬です。そのため、細菌がST合剤に対して耐性を持っていない場合、有効なことが多いといえます。さらには真菌や原虫にも効果を示します。ただ、緑膿菌に対しては効果がありません。

ST合剤が使われる主な場面としては尿路感染症があります。大腸菌などの腸内細菌群を含めて、尿路感染を引き起こす原因菌を広くカバーしているからです。ただし、ST合剤への耐性化が進んでいないことが条件です。

また、HIVによる日和見感染に対して、ST合剤は有効です。HIV感染による大きな死因に、免疫低下によるカリニ肺炎の発症があります。このカリニ肺炎の原因微生物に対して優れた効果を有します。このように、場面によっては現在でもST合剤を用いることがあります。

ST合剤の作用機序

●ST合剤（スルファメトキサゾール：トリメトプリム＝5：1）

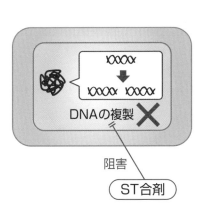

DNAの複製 ✕

阻害

ST合剤

スルファメトキサゾール

トリメトプリム

ST合剤の特徴

作用機序	DNA合成の阻害
作用部位	ジヒドロプテロイン酸合成酵素、ジヒドロ葉酸還元酵素
特徴	・2剤の配合により、シナジー効果を発揮 ・消化管からの吸収率がよい ・呼吸器や尿路、髄液、前立腺などへの移行性がよい ・主に尿路感染症、HIVによる日和見感染、カリニ肺炎に使用

7-17 抗インフルエンザウイルス薬

主に使用されるのは、ノイラミニダーゼ阻害薬とキャップ依存性エンドヌクレアーゼ阻害薬です。

Point
- 抗インフルエンザウイルス薬は発症後48時間以内に使用する。
- ファビピラビルはいざというときのために備蓄されている。

抗インフルエンザウイルス薬を学ぶ前に

現在の抗インフルエンザウイルス薬はウイルスを殺すわけではなく、その増殖を抑える作用を持ちます。ウイルスの増殖を抑えるだけなので、ウイルスがすでに増殖してしまったあとでは薬の効果がありません。そのため、インフルエンザ発症後の48時間以内に薬を服用する必要があります。

M2タンパク質を阻害することによって脱殻を阻害し、インフルエンザウイルスの増殖を抑制する薬としてアマンタジンがあります。しかし、耐性化が問題となっており、現在はほとんど使用されていません。

インフルエンザに使われる抗ウイルス薬の特徴

ノイラミニダーゼを阻害し、インフルエンザウイルスが細胞外へ遊離する過程を防ぐ薬として、オセルタミビル、ザナミビル、ペラミビル、ラニナミビルがあります。オセルタミビルは内服薬、ザナミビル、ラニナミビルは吸入薬、ペラミビルは注射薬と、いろいろな投与方法の薬があります。治療効果には、優劣を付けられるほどの大きな違いはありません。

RNAなど新たなウイルスの素材の合成を阻害し、ウイルスの増殖を抑制する薬として、2種類の薬があります。1つ目は、キャップ依存性エンドヌクレアーゼ阻害薬のバロキサビルです。2018年3月に発売されたのですが、12歳未満の小児において耐性ウイルスが出やすい可能性が指摘され、慎重に使用されています。2つ目は、RNAポリメラーゼ阻害剤のファビピラビルです。通常は、国に備蓄されています。他の抗インフルエンザウイルス薬が効かない「新型または再興型インフルエンザウイルス感染症」が発生した場合に、国の判断のもとで使用が検討されます。

主な抗インフルエンザウイルス薬の投与経路

●点滴
ペラミビル

●吸入
ザナミビル、ラニナミビル

●内服
オセルタミビル、バロキサビル

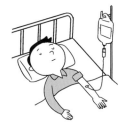
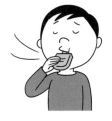
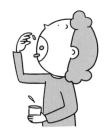

異常行動の例

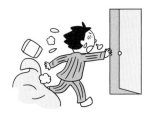
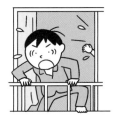
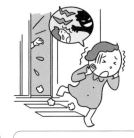

突然立ち上がって部屋から出ようとする

興奮して窓を開けてベランダに出て、飛び降りようとする

人に襲われる感覚を覚え、外に走り出す

転落等による死亡事例

2009年4月〜2019年8月末で13件発生

これまでの調査結果

・薬を服用していない場合でも、同様の異常行動が現れる

・服用した薬の種類に関係なく、異常行動が現れる

インフルエンザにかかった際は、薬の服用の有無にかかわらず、
異常行動に注意！

7-18 主な抗ヘルペスウイルス薬

臨床現場では、単純ヘルペスウイルスと水痘・帯状疱疹ウイルスに対する抗ウイルス薬がよく使われます。

Point
- バラシクロビルとファムシクロビルはプロドラッグである。
- アメナメビルは耐性のある水痘・帯状疱疹ウイルスの治療にも期待できる。

単純疱疹・帯状疱疹の治療薬

　現在、単にヘルペスというときは、単純ヘルペスウイルスによる単純疱疹、または水痘・帯状疱疹ウイルスによる帯状疱疹をさすことが多いです。アシクロビル、バラシクロビル、ファムシクロビルなどのDNAポリメラーゼ阻害薬が、単純疱疹や帯状疱疹に使われます。

　1974年に開発されたアシクロビルは、ヘルペスウイルスに感染した細胞の中で活性化し、効果を発揮する薬です。40年以上経った現在も、単純疱疹や水痘・帯状疱疹の治療に使われています。バラシクロビルは、体内に吸収されたあと、肝臓で分解されてアシクロビルになります。このように設計された薬を**プロドラッグ**といいます。プロドラッグ化することで、アシクロビルよりも効率的に体内で利用されるため、服用する量や回数が少なくてすみます。ファムシクロビルもプロドラッグで、代謝されてペンシクロビルとなり作用します。アシクロビルと比較し、ウイルス感染細胞に留まりやすく、長時間にわたり作用が持続します。

帯状疱疹に新しい治療薬

　2017年、アメナメビルという新しい作用機序の抗ヘルペスウイルス薬が発売されました。アメナメビルは、ウイルスDNA複製に必須の酵素であるヘリカーゼ・プライマーゼ複合体を阻害します。

　適応症は帯状疱疹であり、1日1回と投与回数が少なく、腎機能が悪化していても投与量の調整が不要といった特徴があります。また、新規作用機序の薬であるため、アシクロビルに耐性を持つ水痘・帯状疱疹ウイルスに対しても効果が期待されています。

抗ヘルペスウイルス薬の作用点

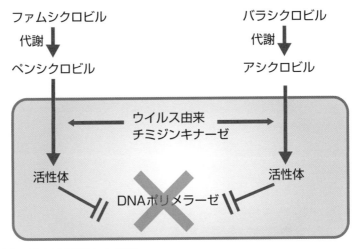

ファムシクロビル
代謝 ↓
ペンシクロビル

バラシクロビル
代謝 ↓
アシクロビル

ウイルス由来
チミジンキナーゼ

活性体　　　　　　　　　　　　　　活性体

DNAポリメラーゼ

ヘルペスウイルスに感染した細胞

アシクロビル、バラシクロビル、ファムシクロビルの作用機序

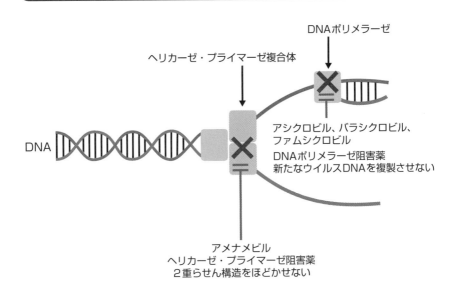

DNAポリメラーゼ

ヘリカーゼ・プライマーゼ複合体

DNA

アシクロビル、バラシクロビル、
ファムシクロビル
DNAポリメラーゼ阻害薬
新たなウイルスDNAを複製させない

アメナメビル
ヘリカーゼ・プライマーゼ阻害薬
2重らせん構造をほどかせない

第7章　抗菌薬・抗ウイルス薬の種類と内服薬

炎症の度合いを測る指標

感染症を生じると、体に異常反応が起こるようになります。発熱があり、咳が出るようになって体はだるくなります。このような反応が起こる理由の1つは、体内で炎症が起こっているからです。この炎症の度合いを測る指標にCRPがあります。

肝臓でつくられるタンパク質の一種がCRPです。通常、肝臓はアルブミンなどのタンパク質を産生しています。しかし、感染症を発症したときなど、異常時では、アルブミンをつくっている暇はありません。そこでアルブミンの濃度が減っていき、CRPなどの急性症状で見られるタンパク質がたくさんつくられるようになります。

日本では、感染症の治療判定でCRPが頻繁に用いられます。ただ、CRPの限界も知っておく必要があります。

まず、感染症にかかったとき以外でも、CRPは高い値を示すことがあります。例えば、CRPは関節リウマチで上昇しますし、心筋梗塞でも上がることがあります。

また、感染症の治療が完了したとしても、CRPは高値を示したままのことがあります。その反対に、CRPが下がっても、抗菌薬の使用をやめてはいけないケースがあります。つまり、CRP値の変動を確認しただけでは、十分な判断ができないのです。

CRPは単なる炎症の度合いを指し示す指標の1つです。「CRP値＝感染症の重症度」ではありません。

また、CRPを測定したとしても、どの細菌がどの部位で感染症を引き起こしているのかまではわかりません。多用されるCRPですが、CRPから読み取れることは限られます。

第2版の刊行にあたって
抗菌薬を学ぶことは世界を救う第一歩

　抗菌薬があるため、これまで私たちは感染症と戦うことができていました。しかし1980年代以降、抗菌薬を使う必要がない病気なのに念のため使ってしまう「抗菌薬の不適切使用」が主な原因となって、抗菌薬の効かない薬剤耐性菌が世界的に増加しています。これら薬剤耐性菌による感染症は、感受性菌（抗菌薬の効く細菌）による感染症と比べて死亡率が高くなります。

　2019年12月頃から流行し始めた新型コロナウイルス感染症（COVID-19）は、各国の社会・経済秩序が大きく変化するなど、全世界に衝撃を与えました。

　このCOVID-19の世界的大流行の要因の1つに「有効な治療薬がなかった」ことが挙げられます。有効な治療法がない感染症は、人類にとっての脅威です。薬剤耐性菌も同様に有効な治療薬がありません。このため、抗菌薬を適切に使うなど、薬剤耐性菌をこれ以上増やさないための対策をしなければなりません。

　薬剤耐性菌を増やさないためには、世界的な対策が必要です。2015年5月、世界保健機関（WHO）総会にて、薬剤耐性に関するグローバル・アクション・プランが採択されました。これを受け、日本においても薬剤耐性菌への対策が加速されました。そして現在、抗菌

薬の適正使用など、全国民に薬剤耐性菌の増加を防ぐための協力が求められています。

　本書では、抗菌薬についての知識に加え、細菌やウイルスの特徴、抗ウイルス薬、感染対策など、さまざまな知識を習得することができます。この知識は、間違った薬の使い方をして損をしないためにも重要です。

　医療関係者だけでなく、国民一人ひとりが抗菌薬の「正しい知識」を身に付け抗菌薬を適切に使用することで、新たな薬剤耐性菌の出現を防止することができます。このことは、大げさかもしれませんが、世界を救うことにつながるのです。

2020年8月　　　　　　　　　　　　　　　　　　　　中尾　隆明

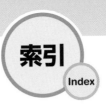

索引

Index

MEMO

● 著者紹介

深井 良祐（ふかい　りょうすけ）

2009年　岡山大学薬学部　卒業
2011年　岡山大学大学院　医歯薬学総合研究科　修了
2011年　医薬品卸売企業の管理薬剤師として入社。
　　　　教育研修などを担当。
2014年　株式会社ファレッジを設立　代表取締役
【主な著書】
『いま飲んでいる薬が危ない！』秀和システム

中尾 隆明（なかお　たかあき）

2008年岡山大学薬学部を卒業し、こやま薬局（岡山）に勤
務。薬剤師、管理薬剤師を経て、2019年より薬局事業部部
長。薬や健康をテーマにした講演会やSNSなど、さまざま
なかたちで情報発信を行っている。
【主な著書】
『看護の現場ですぐに役立つ くすりの基本』秀和システム

イラスト：まえだ　たつひこ
編集協力：株式会社エディトリアルハウス

図解入門（ずかいにゅうもん） よくわかる
最新抗菌薬の基本と仕組み（さいしんこうきんやくのきほんとしくみ）[第2版]（だいにはん）

発行日　2020年 9月10日　　　　　第1版第1刷

著　者　深井（ふかい）　良祐（りょうすけ）・中尾（なかお）　隆明（たかあき）

発行者　斉藤　和邦
発行所　株式会社　秀和システム
　　　　〒135-0016
　　　　東京都江東区東陽2-4-2　新宮ビル2F
　　　　Tel 03-6264-3105 （販売） Fax 03-6264-3094
印刷所　三松堂印刷株式会社　　　　Printed in Japan

ISBN978-4-7980-6263-1 C0047